QUANDO A FALA FALTA
Fonoaudiologia – Lingüística – Psicanálise

CARLA GUTERRES GRAÑA
ORGANIZADORA

QUANDO A FALA FALTA
Fonoaudiologia – Lingüística – Psicanálise

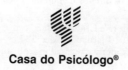

Casa do Psicólogo®

© 2008 Casa do Psicólogo Livraria e Editora Ltda.
É proibida a reprodução total ou parcial desta publicação, para qualquer finalidade, sem autorização por escrito dos editores.

1ª edição
2008

Editores
Ingo Bernd Güntert e Christiane Gradvohl Colas

Assistente Editorial
Aparecida Ferraz da Silva

Editoração Eletrônica e Capa
Sergio Gzeschnik

Revisão
Christiane Gradvohl Colas

Dados Internacionais de Catalogação na Publicação (CIP)
(Câmara Brasileira do Livro, SP, Brasil)

Quando a fala falta / Carla Guterres Graña, organizadora. – São Paulo: Casa do Psicólogo®, 2008.

Vários colaboradores.
Bibliografia.
ISBN 978-85-7396-567-4

1. Corpo e mente 2. Fonoaudiologia 3. Fonoaudiologia – Terapia 4. Psicanálise 5. Psicolingüística I. Graña, Carla Guterres.

08-05807

CDD- 616.855
NLM-WV 100

Índices para catálogo sistemático:

1. Clínica fonoaudiológica : Medicina 616.855

Impresso no Brasil
Printed in Brazil

Reservados todos os direitos de publicação em língua portuguesa à

Casa Psi Livraria, Editora e Gráfica Ltda.
Rua Santo Antonio, 1010 Jardim México 13253-400 Itatiba/SP Brasil
Tel.: (11) 4524-6997 Site: www.casadopsicologo.com.br

AGRADECIMENTOS

Aos colegas que participaram do livro, pela confiança em mim depositada.

Às crianças, que freqüentam meu consultório e que me oportunizam as aventuras e desventuras de ser sua terapeuta.

Ao meu marido, Roberto Graña, pelo apoio, carinho e ensino da psicanálise.

SUMÁRIO

Prefácio 9

Apresentação 15

Sobre o sintoma de linguagem na clínica de linguagem 21
  Luiza Milano Surreaux

A psicanálise em interlocução com a lingüística e a clínica dos
distúrbios da linguagem 39
  Maria Isabel Perez Mattos

Das relações entre a lingüística da enunciação e o estudo da
fala sintomática 61
  Valdir do Nascimento Flores

A clínica fonoaudiológica: da prática à construção de
fundamentos téorico-metodológicos 79
  Denise Terçariol

Algumas considerações sobre a clínica-de-linguagem e o
sintoma na linguagem 95
  João Fernando de Moraes Trois

A clínica fonoaudiológica à luz da teoria winnicottiana:
um caso de psicose infantil 115
  Carla Guterres Graña

Clínica de linguagem no autismo: estudo da terapia de dois irmãos 143
Juliana Balestro, Ana Paula Ramos de Souza

Por uma concepção enunciativa da clínica dos distúrbios da fluência: gagueira e enunciação 181
Fabiana de Oliveira

Estudo de material clínico fonoaudiológico considerando a noção psicanalítica do sintoma 197
Marlene Canarim Danesi

Linguagem e deficiência mental: de que falta se trata? 217
Renata Mancopes

PREFÁCIO

...e quando falta a música. Estamos ainda necessitados de adquirir maior consciência – psicanalistas, educadores, lingüistas, fonoaudiólogos, neurologistas, pediatras – da decisiva importância do elemento musical na estruturação da linguagem humana. A referência à lingüística e ao lingüístico é insuficiente se não se inclui a referência a essa outra direção, sobretudo tendo em conta que o musical é em sua essência independente do lingüístico; não deriva e nem é um efeito deste, pelo contrário, envolve-o, precede-o e é sua condição de possibilidade se a fala não vai ser puramente ecolálica. As fonoaudiólogas e fonoaudiólogos são profissionais em posição privilegiada para dar testemunho a respeito, tenham-no claro ou não, integrem-no intelectualmente ou utilizem-no de maneira intuitiva. Ao que se deveria agregar o musical *entre*, o musical como uma dimensão que emerge entre a mãe e o bebê (e de fato em uma diversidade de vínculos que ele estabelece com todos os seres humanos ao seu alcance). Dimensão que emerge em um entrelaçamento de jogos sonoros, e não uma propriedade "psíquica" solitária que se pudesse desdobrar endogenamente. Isso faz de todo o desenvolvimento que leva do musical ao lingüístico um território especialmente sensível a diversas perturbações do meio, sutis ou grosseiras, subclínicas ou demasiado manifestas.

Sinalizamos, portanto, um flanco aberto, bordejado por este livro, e uma das direções por onde seria possível continuá-lo.

Gostaríamos de escrever agora com mais propriedade, onde anotamos "fonoaudiólogos, etc", *clínicos da linguagem, clínica da linguagem*, algo bem mais apropriado e de acordo com o movimento deste livro. Dada a variedade dos subescreventes, o caráter plural do livro, evitaremos fazer menções explícitas que sempre deixariam alguém de fora injustamente ou obrigariam a um resumo supérfluo.

O movimento do livro fala de um processo que não só se expõe discursivamente, mas que se realiza perante os olhos do leitor: a liberação de uma atividade profissional com respeito a uma prática médica amplamente estabelecida, liberação para a qual se busca a ajuda da psicanálise e da lingüística. Isto é distinto de uma mera justaposição de teorias ou de disciplinas e talvez implique constatarmos, comprazidos, como se realiza uma articulação multidisciplinar um pouco mais profunda que os habituais discursos paralelos entre especialistas, discursos às vezes brilhantes, às vezes valiosos, mas que não se colocam questões referentes a *pontes*. Neste sentido, tenta-nos a referência ao transicional como categoria: o livro gera e/ou está gerado por uma espécie de espaço transicional onde interagem a clínica da linguagem, a psicanálise, a lingüística, as referências mais tradicionais da fonoaudiologia, certas noções de psicopatologia... e é aqui que o musical deveria assumir o seu lugar e também se poderia levar mais adiante a questão do brincar. Parece-nos uma atualização sumamente necessária de um pensamento da *fronteira*; a fronteira entre as especialidades profissionais é aqui móvel, flexível,

PREFÁCIO

não se deixa aprisionar em uma linha sem solução de continuidade. Insiste-se, inclusive, no ponto de que nas problemáticas
dos transtornos de linguagem estão implicadas dificuldades subjetivas, trabalhos da existência, que atravessam demarcações
aparentemente claras de tal ou qual profissão.

E, no entanto... No entanto sem que ocorra o que não
poucas vezes temos registrado, o engolimento da especificidade
profissional, como a que trabalha com as perturbações da linguagem, por parte da psicanálise, como máquina sugadora que
termina por desdesenhar, e de fato desconsiderar a identidade
profissional do outro. Acontecimento no qual mais de uma vez a
psicanálise chegou a ser um aliado ambíguo, que fala
"transdisciplina", mas opera de fato um domínio homogeneizante.
Isso nunca ocorre neste livro. Tanto se fala do "uso" que um profissional, não necessariamente um psicanalista, pode fazer de tal
ou qual idéia ou procedimento da psicanálise, quanto se fala de
um "uso pessoal". E como o livro defende a todo o momento,
mais que a subjetividade ou a concepção de "sujeito" propriamente dita, a *singularidade*, insiste em uma profissão de fé, em
uma defesa e em uma prática da singularidade; caberia agregar
que isso não se limita ao paciente ou consultante, a singularidade também abarca e deve envolver a singularidade do profissional
em sua posição de trabalho, o que se torna outra maneira de pôr
em xeque definições convencionais ou meramente corporativas
de uma identidade profissional genérica e formal.

Penso que é outro achado, no sentido psicanalítico em que
o usa Freud, outro encontro muito afortunado o que conduz a
Winnicott, além de Lacan. A referência ao pensamento de
Winnicott abre uma dimensão nova, é refrescante. Winnicott
está livre de logocentrismo e, mais ainda, critica expressamente

a suposição de que seria bom dispor de "palavras para tudo". Facilita articular a palavra ao brinquedo, operação que neste livro se realiza de uma maneira incipiente, mas auspiciosa. O pensar, como aqui se faz, a palavra como um elemento transicional, um elemento mais do transicional, inaugura uma perspectiva que, esperamos, possa desenvolver-se ainda mais. Como para o brincar é relativamente indiferente o material de que se trate – tanto se pode jogar com uma bola como com um som na boca, tal como se faz desde o primeiro ano de vida – qualquer oposição classicamente traçada entre o verbal e o não verbal ficaria arruinada.

Não menos estimulante e indicativa parece-me a referência a que um trabalho e uma meta fundamental do clínico da linguagem seriam conseguir ativar, pôr em marcha, desbloquear ou ajudar a constituir-se – segundo cada caso – a *paixão*. Aqui se vai um pouco além da ambígua noção de "comunicar-se", à paixão pela fala propriamente dita, que não pode limitar-se somente a uma intelectualidade comunicativa que, em todo caso, seria um de seus efeitos ou derivações.

Outro acerto deste livro é, na minha concepção, a posição do material clínico. Não está apenas no lugar do mero "exemplo" que vem a ilustrar certa verdade teórica; é mais bem um material que faz pensar, que oferece a possibilidade de articular, discutir, etc. Evoco aqui o meu próprio conceito de *estudo clínico*, que há muitos anos propus como alternativa ao motivo metafísico do exemplo.

Insisto ainda em como se roça a problemática do musical. Uma vez mais quando se situa a fala entre a linguagem e o grito: o grito tem por si mesmo qualidades musicais; especifica-se em termos de intensidade, timbre, acento, ritmo, duração. Gostaria eu que no próximo livro esses autores concordassem em encontrar um integrante suplementar: um músico.

Este é um livro muito cuidadosamente escrito, evitando a aridez da terminologia e as redundâncias, que às vezes se configuram, ao escrever, como tiques de uma profissão. Observamos, sim, certa homogeneidade compositiva entre seus capítulos, uma tendência a estarem configurados por um esquema que se repete, o qual não autoriza mudanças de ritmo, busca de pontos culminantes, que sem dúvida intensificariam seu impacto sobre o leitor. De outra parte, isto não impede em absoluto que se aprecie o entusiasmo com que foi escrito, "de cabo a rabo", diria eu. Entusiasmo e fervor, fervor pela singularidade, o que supostamente implica toda uma ética que é aqui transprofissional.

O que eu desejaria ainda sublinhar, com a maior nitidez possível, é que o texto, assim como se afasta de qualquer petição de princípios e joga com posições abertas, consegue, por motivos que não podem ser simplesmente planificados *a priori*, um indiscutível efeito de conjunto; estamos demasiadamente acostumados ou resignados com livros coletivos que nunca ultrapassam o plano de uma justaposição, má ou boa. Decididamente não é este o caso, como se, silenciosamente, cada capítulo tivesse estabelecida uma conversação, o rumor de um intercâmbio com os outros.

Não retardemos mais o leitor. Comecemos a sua leitura[1].

Ricardo Rodulfo
Buenos Aires, 2008.

---

[1] Tradução Roberto B. Graña.

APRESENTAÇÃO

"O que é sem limite não se move porque não tem para onde se mover. A ação traça fronteiras."

Donaldo Schüler. Prefácio:
Os sete contra Tebas.

Na década de 1980 a fonoaudiologia sofreu mudanças significativas no que se refere às concepções sobre a aquisição da linguagem e a clínica da linguagem. Esta mudança está associada a uma maior proximidade de áreas antes não contempladas pela fonoaudiologia, como a lingüística, a análise do discurso, a psicolingüística e a psicanálise. O encontro com estas áreas do conhecimento propiciou à fonoaudiologia tomar a linguagem como produto de uma atividade de interação e de intersubjetividade (De Lemos, 1982[1]; Lier-De Vitto, 1983[2]). O fonoaudiólogo começa agora a considerar, na clínica fonoaudiológica, fenômenos antes descritos somente por psicólogos e psicanalistas: o significado do sintoma, a transferência, a contratransferência, o *setting* e a implicação da dinâmica familiar. Estes aspectos mais sutis da interação começam a ganhar relevância na clínica fonoaudiológica que, anteriormente, ocupava-se simplesmente com a aplicação de exercícios e técnicas específicas, e não com o sentido mais amplo da relação terapeuta-cliente.

---

[1] Ver: De Lemos. *Aquisição da Linguagem e seu Dilema (Pecado) Original*. Abralin, v. I3.

[2] Ver: Lier-De Vitto. A constituição do interlocutor vocal. *Dissertação de Mestrado*. UNICAMP.

Passaram-se já alguns anos do início desta longa e contínua caminhada, mas ainda hoje (pelo menos na região sul do Brasil) a fonoaudiologia parece padecer de uma certa "dermatite de contato" no que tange especialmente a suas relações com a psicanálise. O uso de cada teoria ou técnica pareceria ser excludente: se utilizo a psicanálise não sou mais fonoaudióloga (o), ou seja, se penso interdisciplinarmente ou transdisciplinarmente, perco a identidade. Durante o tempo em que venho divulgando o uso pessoal que faço da psicanálise em fonoaudiologia, através de cursos, publicações e palestras, tenho ainda ouvido com certa freqüência este tipo de comentário *apartheidista*. Indaguemos, porém, desde uma perspectiva epistemológica: Como surge uma ciência ou uma disciplina do conhecimento? Ela nasce límpida, imaculada, sem ascendentes, sem misturas, sem alteridade? Se pensarmos que o próprio Freud se valeu das mais diversas fontes de conhecimento e de diferentes disciplinas para construir o corpo teórico da psicanálise, como a arte, a literatura, o teatro, a filosofia, a antropologia, a medicina, como não pensar nesta miscigenação ou intertextualidade como algo produtivo e criativo?

A fonoaudiologia é uma ciência de interfaces, de interpenetrações, de junções e de pluralidades. Utilizamos também conhecimentos oriundos das mais diversas áreas, como a medicina, a filosofia, a lingüística, a psicologia, a psicanálise etc. Quando nos servimos, por exemplo, de saberes oriundos da área médica (otorrinolaringologia, neurologia etc.), não temos "medo" de nos transformarmos em médicos; quando utilizamos conhecimentos derivados da filosofia não nos tornamos filósofos; quando utilizamos as contribuições da lingüística, não estamos sendo lingüistas; o que acontece então, particularmente, com o uso possível da psicanálise pela fonoaudiologia? O que nos assusta neste encontro, nesta interface vivida como "perigosa"? Utilizar a teoria psicanalítica ou adotar uma orientação psicanalítica necessariamente coloca o terapeuta, seja ele fonoaudiólogo, psicopedagogo, médico ou psicólogo, em outro lugar. É como se os "ouvidos" passassem a escutar coisas antes "inaudíveis" e como se os "olhos" enxergassem coisas antes veladas a estes olhos. E por mais que possamos desejar voltar a não ver e ouvir o que já começamos a ver e ouvir, não conseguimos mais isto. Isso certamente nos assusta. Não se pode mais voltar atrás. Não se pode ser mais o que se era antes. Não se pode voltar a ficar "surdo" ou "cego" para certas coisas com as quais a psicanálise nos coloca em contato. Com certeza somos remetidos para um outro lugar que era antes inabitado pelo fonoaudiólogo e, muitas vezes, inimaginável. Mas qual é esse lugar? Como caracterizar esse lugar? Maria Cláudia Cunha[3] (1997) propõe *a fronteira como o próprio território* que poderemos habitar. A fronteira adquire então o *status* de lugar, de querência, de *habitat* móvel e permeável para o clínico da linguagem.

Quais são, porém, as particularidades de se habitar uma fronteira? Como não perder a identidade e a especificidade da área de atuação? Para Cunha (1997) a diferença entre a atuação e especialização de fonoaudiólogos e psicanalistas é a natureza de seus objetos: o dos primeiros seria sem sombra de dúvida, a linguagem, e o dos segundos, o psiquismo. O esforço é louvável e a distinção dos campos a partir dos objetos de estudo poderá agradar e, de certa forma, tranqüilizar fonoaudiólogos e psicanalistas. Esta separação, no entanto, parece-me de certa forma também problemática, principalmente no que se refere à

---

[3] Ver: Cunha. *Fonoaudiologia e Psicanálise: a fronteira como território.* Editora Plexus.

complexidade e à dificuldade existentes para delimitar campos na relação linguagem/psiquismo/subjetividade, sendo o sujeito essencialmente constituído pelas relações e pela linguagem humanas. Como separar instâncias tão intimamente articuladas ao tratar com os clientes, sejam estes os do fonoaudiólogo ou os do psicanalista? Esta nos parece ser uma tarefa bastante delicada, se não de resolução impossível. A mesma autora complementa sua idéia dizendo que teoria psicanalítica difere de clínica psicanalítica e que o fonoaudiólogo pode utilizar a teoria psicanalítica sem fazer psicanálise, ou seja, que o uso de conceitos psicanalíticos não transforma fonoaudiólogos em psicanalistas. Neste ponto ficaríamos tentados a concordar em tese com a autora. O que preocupa, porém, é a possibilidade de articulação destes conceitos com o processo terapêutico propriamente dito. Como utilizar conceitos oriundos da teoria e da clínica psicanalíticas na clinica fonoaudiológica "fazendo" fonoaudiologia?

A idéia de organizar este livro surgiu exatamente desses questionamentos, da necessidade de continuar discutindo o uso da teoria e da técnica psicanalíticas na clínica de linguagem, bem como de conhecer e reconhecer os pontos ou zonas de aproximação ou sobreposição (fronteiras) a serem estabelecidas com as diversas escolas psicanalíticas contemporâneas. Sabemos que dentro da psicanálise existem diferentes correntes teóricas derivadas da doutrina freudiana e mais ou menos afins com os seus pressupostos originais, como a winnicottiana, a lacaniana, a bioniana etc. Qual ou quais a(s) teoria(s) psicanalítica(s) que melhor poderá (ao) auxiliar os fonoaudiólogos a compreenderem os enigmas dos sintomas da clínica de linguagem? Existirá uma aproximação única, uma escola de pensamento a ser privilegiada?

APRESENTAÇÃO

Para problematizar estas questões e, talvez, parcialmente pretender respondê-las, busquei organizar um livro de composição pluralista, um livro que abarque as várias formas de pensar a linguagem, o psiquismo e as suas (inter)relações em diferentes áreas do conhecimento que se ocupam da investigação destas instâncias e fenômenos, como a fonoaudiologia, a psicologia, a lingüística e a psicanálise. Os autores convidados para integrar este volume, além de possuírem formações diversas (fonoaudiólogos, psicólogos, psicanalistas e lingüistas), vinculam-se a diferentes instituições, concepções teóricas e linhas de pesquisa dentro dos estudos da clínica de linguagem realizados na região sul do país (Santa Catarina e Rio Grande do Sul), tendo em comum um único objetivo: discutir as interfaces entre a fonoaudiologia, psicanálise e lingüística. O leitor encontrará, nos trabalhos aqui selecionados, aproximações e usos os mais diversos de diferentes escolas ou sistemas discursivos com a teoria e a clínica fonoaudiológica contemporânea: proposições de diálogos da fonoaudiologia com a psicanálise freudiana, winnicottiana, lacaniana e com a lingüística da enunciação.

O que não tem limites não se move, é estático. O que não tem limites não produz fronteiras. Tomando como mote a citação de Donaldo Schüler pretendemos discutir limites, produzir ações e instituir distintas fronteiras habitáveis pela fonoaudiologia, sem perder de vista as especificidades e, conseqüentemente, as delimitações entre os campos de atuação; isso nos coloca em movimento, isso permite ao clínico de linguagem realizar um deslocamento posicional e uma (des)construção permanente de sua teoria e de sua clínica, abrindo espaço para sua permanente renovação.

Carla Guterres Graña
Porto Alegre, 2007

SOBRE O SINTOMA DE LINGUAGEM NA CLÍNICA DE LINGUAGEM

Luiza Milano Surreaux

> *"Descobri aos 13 anos que o que me dava prazer nas leituras não era a beleza das frases, mas a doença delas.*
> *Eu pensava que fosse um jeito escaleno.*
> *— Gostar de fazer defeitos na frase é muito saudável, o Padre me disse.*
> *Ele fez um limpamento em meus receios.*
> *O Padre falou ainda: Manoel, isso não é doença, pode muito que você carregue para o resto da vida um certo gosto por nadas.*
> *Há apenas que saber errar bem o seu idioma."*

Manoel de Barros. *Livro sobre o nada.*

Este artigo propõe uma trajetória que implicará a reflexão sobre como se nomeia aquilo que não vai bem na linguagem, ou seja, busca uma definição de sintoma que seja pertinente à *clínica de linguagem*. Assim, partirei da clássica distinção normal/patológico, desde a clínica médica, para trazer à tona a forma com que se pretende tomar lugar nessa discussão e, a partir de então, buscar na teorização oriunda da psicanálise freudolacaniana, aportes teóricos acerca da noção de sintoma que possam contribuir com a redefinição que se pretende delinear sobre sintoma na *clínica de linguagem*.

Como se nomeia aquilo que "não vai bem" na fala de um sujeito? O que é isso que "falha" quando o sujeito fala? Esses interrogantes são não só o ponto de partida deste artigo como também determinantes do objeto de estudo e de intervenção da *clínica de linguagem*. A reflexão acerca do limite entre o que vai bem no desenvolvimento da linguagem de um sujeito e o que "foge" ao esperado é o primeiro passo para abalar a concepção médica de sintoma. No entanto, não pretendo partir da dicotomia normal/patológico, já que essa polarização não serve aos interesses da *clínica de linguagem* tal como a penso.

O que está em jogo aqui é buscar entender o porquê da insistência da noção de "erro" ou de "patológico", quando se aborda aquilo que não está bem na fala de um sujeito. Com certeza, a influência do olhar médico na *clínica de linguagem* é muito grande, fazendo com que a tomada de um paciente em tratamento se dê pela via do patológico (em oposição ao "normal"). Numa perspectiva de investigação etiológica, influenciada pela dinâmica médica, o orgânico é que determina o funcionamento da linguagem. Busca-se, assim, na história recente e pregressa do paciente, circunscrever a origem do não-funcionamento (ou do mal-funcionamento) da linguagem.

A noção clássica de sintoma — concebida no escopo da medicina — que o considera como aquilo que é dado a ver como sinal de uma patologia é, em geral, o ponto de partida para trabalhos que se referenciam ao ambiente clínico. No entanto, na perspectiva da *clínica de linguagem*, essa concepção não satisfaz. É necessário procurar outra forma de nomear e de lidar com o inesperado que se apresenta na linguagem dos pacientes.

Quinet (2000), no campo da clínica psicanalítica, parte de posição semelhante ao marcar um afastamento de uma tomada sígnica do sintoma. A relação sintoma-doença, instaurada na medicina, reforça sempre a leitura do sintoma como patológico. Para se entender algo sobre o sintoma é necessário contextualizá-lo na rede de simbolizações que marcam um lugar para o sujeito.

Por isso, opto por procurar na psicanálise outra interpretação conceitual para aquilo que *falha* na fala dos sujeitos, uma vez que a noção de sintoma na *clínica de linguagem* é atravessada pelos interrogantes que essa *falha* evoca. E é justamente porque os pressupostos psicanalíticos propiciam uma escuta para o dizer do sujeito que proponho estender as reflexões oriundas da psicanálise para o campo da *clínica de linguagem*. Nesse contexto — onde o que está em jogo é o sujeito que tem um sofrimento no âmbito da linguagem — é necessário realizar um deslocamento para além da abordagem sígnica (médica) do sintoma, para que possa haver uma escuta do sujeito que anuncia o sofrimento em sua forma peculiar de falar.

A relação normal/patológico não pode ser pensada como dicotomia, em que o normal serve de padrão para avaliar a patologia. Se assim fosse, a diferença entre os dois estados seria simplesmente quantitativa. Some-se a isso o fato de a normalidade não poder ser determinada igualmente para todos os indivíduos. Isso torna o limiar entre normal e patológico impreciso.

Dessa forma, ao relativizar a dicotomia normal/patológico, dilui-se a naturalização dessa oposição. Distinguindo "anomalia" de "estado patológico", passa-se a tomar a anomalia como diferença, considerando-se que as irregularidades podem ser formas positivas de diferença. Nessa perspectiva, a possibilidade que se abre é a de pensar o "patológico" não mais como oposição à normalidade, estado "puro" em que se encontra o indivíduo sadio, mas como condição peculiar de um dado momento desse indivíduo.

Ao se acompanhar a reflexão de Foucault em *O Nascimento da Clínica*, encontra-se uma dura crítica à forma com que a medicina institucionalizou o sintomático como correlativo ao patológico. Segundo esse autor (1998, 67), o olhar que percorre um corpo que sofre só atinge a verdade que ele procura passando pelo dogmático do "nome", que carrega uma dupla verdade: uma oculta — da doença — e outra claramente dedutível — dos fins e dos meios. Para o autor, nisso reside a verdade de um saber discursivo que ele chama de "decifração".

O patológico recebe um nome, porque quem ali procura com o olhar, confirma com o saber. Se não há algo novo revelado pelo quadro do paciente, o que se pode encontrar é anterior e externo a ele, já que a correlação entre sintoma e seu valor sintomatológico foi fixado num *a priori*, que permite ao clínico somente reconhecer. Nesse contexto, o sintoma resume-se à forma como a qual a doença se apresenta. Entre a palavra que nomeia e o olhar que busca confirmar, o patológico institui sua verdade. Mas, como problematiza Foucault, os sintomas são muitos, e as coisas a ver, infinitas...

Assim, pode-se dizer que se no terreno da medicina "o sintoma existe", o que resta é ir à clínica procurá-lo. A lógica parece ser esta: partir do sintoma para tentar encontrá-lo no paciente. O saber do clínico sobre o sintoma torna-se obturado no momento em que o sintoma é nomeado por aquele que "sabe". Com esse gesto, a medicina transformou o sintoma em algo transparente, ou seja, a doença é a verdade imediata do sintoma. Isso torna-se ainda mais complicado porque o significado do sintoma na clínica médica tem, na maioria das vezes, conotação patológica.

No meu entender, a definição do patológico no âmbito da linguagem é insuficiente para o paciente e para o clínico. Em *clínica de linguagem* aquilo que falha na linguagem do paciente não pode ser tomado pelo clínico através da pura decifração, pois circunscrever taxativamente a fala sintomática só faz reforçar o lugar do patológico.

Minha preocupação é, então, procurar o lugar que é próprio do sintoma na *clínica de linguagem*. Caso contrário, corre-se o risco de simplesmente importar o objeto de outra clínica, como o da médica, por exemplo.

A questão da dimensão do sintoma enquanto estruturante do dizer do sujeito já começou a ser esboçada desde Freud, em seu texto sobre as afasias. Este escrito, até certo ponto desconhecido da psicanálise, inaugura, na minha opinião, uma leitura particular à questão do sintoma na linguagem, mesmo tendo sido escrito por um Freud ainda neurologista. Já desde o texto das afasias há, portanto, o deslocamento do conceito de sintoma. É em função disso que busco em Freud elementos que permitem estender esses deslocamentos para o campo da *clínica de linguagem*.

Sigmund Freud, em seu primeiro escrito, expõe uma tese bastante crítica à neurologia da época, que tinha um forte viés localizacionista. No campo da neurologia do fim do século XIX predominavam as contribuições de Broca e Wernicke, pesquisadores que situaram minuciosamente as regiões cerebrais responsáveis pela produção e recepção de linguagem.

Sabe-se que, na concepção localizacionista, o distúrbio de linguagem está totalmente dependente da delimitação pontual da lesão cerebral e o funcionamento da linguagem é concebido como reflexo do funcionamento cerebral.

O texto de Freud vem, então, marcar posição distinta da tendência da época. Em meio à predominância das teorias localizacionista e associacionista,[4] Freud propõe descartar a

---

[4] Na perspectiva das teorias associacionistas, há a tentativa de explicar aquilo que o localizacionismo não conseguia em termos de funções complexas que dependem do funcionamento solidário de várias áreas cerebrais. No entanto, novamente o *distúrbio de linguagem* está na dependência do funcionamento não mais de uma, mas da associação de várias áreas cerebrais.

causalidade direta entre o cerebral e o psíquico, afastando o isomorfismo entre o cerebral e o mental. O texto freudiano no original anuncia "Zur Auffassung der Aphasien: eine kritische Studie", ou seja, "Para uma concepção das afasias: um estudo crítico". Meu objetivo ao resgatar o texto freudiano, como será visto, não é o de restringi-lo à crítica ao localizacionismo, tampouco o de situá-lo cronologicamente como um texto histórico no campo da afasiologia.

No meu entender, o que se destaca no referido artigo é a forma com que Freud contextualiza a fala sintomática. Ao aproximar o "erro afásico" do lapso de quem está cansado, distraído ou sob pressão pode realizar, Freud atribui estatuto de *sintoma funcional* aos equívocos que qualquer falante possa produzir. Essa perspectiva, do meu ponto de vista, inaugura um lugar fundador da noção de *sintoma de linguagem*. O texto, assim considerado, assinala um marco para uma escuta original do *sintoma de linguagem*.

Exemplos no texto não faltam. Quando Freud fala do sintoma por ele chamado de "parafasia", além de vê-lo como perturbação da linguagem, trata-o também como *"um sinal de funcionalidade reduzida do aparelho associativo da linguagem"* (1977, 35). Eis a primeira e maior contribuição do texto freudiano para a *clínica de linguagem*: a idéia de funcionalidade.

Freud fornece sua concepção original de parafasia: *"...a parafasia observada em alguns doentes não se distingue em nada daquela troca ou mutilação de palavras que quem é saudável pode encontrar em si próprio em caso de cansaço ou sob influência de estados afetivos que o perturbam"* (S. Freud, 1891/1977, 35).

Percebe-se que Freud confere, assim, caráter funcional ao sintoma. A parafasia encontrada no afásico não difere daquela encontrada no indivíduo dito normal, em situações de cansaço, distração ou perturbação afetiva. Isso leva Freud a afirmar que a parafasia é "...*um sintoma puramente funcional, como um sinal de funcionalidade reduzida do aparelho associativo da linguagem*" (op. cit.). Essa caracterização que atribui caráter funcional ao sistema é de grande relevância. Ela mostra que a categoria de sintoma está presente na fala cotidiana, ou seja, é constitutiva da linguagem.

É com incrível clareza e distinção que Freud parte do pressuposto da existência de um *aparelho da linguagem* em oposição ao puro organicismo. E é esta noção que destaco como uma preciosidade nesse texto. O conceito de aparelho[5] proposto pelo autor permite falar em funcionamento, em dinâmica do aparelho. Conseqüentemente, quando este aparelho apresenta alguma disfunção, o efeito será notado.

As modificações no funcionamento do aparelho da linguagem permitem lançar o sintoma ao *status* de componente de um sistema funcional. Constato aí uma inovação na forma de lidar com o *sintoma de linguagem* e destaco, dessa forma, o que considero um marco significativo na abordagem dos sinais de perturbação da linguagem.

O que quero enfatizar é que talvez tenha sido exatamente a reflexão sobre o **sintoma da fala** do sujeito afásico que tenha permitido a Freud realizar um profundo questionamento sobre como se movimenta a linguagem de um sujeito com seqüelas afásicas e compará-las com a fala cotidiana.

---

[5] Garcia-Roza (2002, 153) lembra que o conceito de aparelho refere-se a algo que possui uma estrutura, com seus limites, suas partes constituintes e seu princípio de funcionamento.

O mais surpreendente e inovador em Freud é o fato de conceber o aparelho da linguagem como algo que comporta o novo. Assim, Freud realiza a analogia entre os distúrbios de linguagem (decorrentes da afasia) e os "distúrbios" observados na fala de um falante qualquer em situação de cansaço ou tensão. Uma proposição de funcionamento de linguagem que comporta simultaneamente a atividade linguageira do sujeito e o sintoma da fala é algo realmente inovador. E isso não apenas para a época em que foi produzido o texto, como ainda em nossos dias.

Outra importante questão que o texto das afasias evoca é a distinção normal/patológico. Pode-se dizer que Freud não só recusa às patologias de linguagem o caráter patológico, como também supera esta distinção justamente com a concepção de *parafasia*. Primeiramente, esse efeito de "despatologização" é claramente apresentado no início do texto, onde Freud anuncia que a parafasia observada em pacientes afásicos *não se distingue em nada* das trocas ou mutilações realizadas em situação de cansaço, distração ou perturbação afetiva. Ou seja, Freud propõe pensar os movimentos imprevisíveis da fala — tanto no sujeito afetado por perturbação orgânica, quanto em quem não sofreu nenhuma afecção — como sinal ou sintoma funcional.

Isso posto, é tempo de retomar. O compromisso com uma teoria que considere o funcionamento da linguagem nas singularidades do sintoma é, sem dúvida, meu ponto de partida. Dou destaque ao texto freudiano das afasias, justamente por perceber nesse percurso um embrião daquilo que acredito ser uma interessante abordagem que integra as concepções de funcionamento e de *sintoma de linguagem*.

Freud partiu da noção de *aparelho de linguagem*. Essa perspectiva, como se pôde ver, é produtiva para pensar, a partir da noção de *parafasia*, o funcionamento do aparelho com perturbação sintomática tanto do sujeito afásico, quanto de indivíduos em situações de cansaço, distração ou perturbação afetiva, ou seja, na fala cotidiana. Extrai-se daí a inevitável aproximação entre as categorias normal/patológico que parecem, na proposta freudiana, ou muito se aproximarem, ou até mesmo desaparecerem enquanto expressões dicotômicas.

O deslocamento do conceito de afasia em Freud provoca, portanto, o deslocamento do conceito de sintoma. É porque a concepção de sintoma em Freud se "despatologiza", que há a oportunidade de se romper com a classificação estratificada e dicotômica normal/patológico. O sintoma que, oriundo da teoria localizacionista, provoca uma analogia direta entre lesão e expressão sintomática, passa agora a permitir uma leitura relativizada. Por que? Porque a noção de sintoma faz parte do funcionamento do aparelho.

A partir do momento em que a perturbação — ou o aspecto "falhado" — do aparelho de linguagem é proposta como constitutiva do mesmo, um deslocamento teórico-clínico no campo da sintomatologia de linguagem passa a ser inevitável. Nesse sentido, encontro aproximações da leitura que faço do texto freudiano com o trabalho de Lier-De Vitto (2000) que aponta ser o "erro" inerente à fala, configurando-se como algo que pertence à natureza da linguagem.

A via introdutória de Freud possibilitou, ao não menosprezar o substrato orgânico/biológico, destacar a importância do componente linguagem no humano. O processo psíquico corre paralelo ao fisiológico, ou como diz Freud, *a dependent concomitant*.

Seguindo a concepção freudiana, a afasia não é diferente do lapso que qualquer pessoa tem, quando está cansada. Não há maiores diferenças quando se pensa a questão da linguagem como constitutiva do homem. Há algo comum aos dois casos — a questão da estruturação e funcionamento da linguagem do sujeito é que está em jogo.

Estruturalmente trata-se do mesmo funcionamento, mas o que os diferencia? O patológico é diferente em quê do lapso? Será que há realmente diferença? Talvez não tanto no funcionamento, mas na escuta que recai sobre o ouvido do outro. Conforme lembra Lier-De Vitto (op. cit.), "erros patológicos" produzem um efeito de perplexo estranhamento no ouvido do outro, o que isola o falante de todos outros falantes da mesma língua.

Há, assim, uma diferenciação fundamental a ser feita entre sintoma visto de forma generalista e sintoma tomado na instância da linguagem para determinado sujeito. Não se trata de mudar o que se olha, mas a forma como isso é feito. O que muda é o jeito de se olhar para o sintoma.

A linguagem tem irregularidades, tem particularidades para cada sujeito. Se essa constatação é válida para nossa atividade linguageira cotidiana, ela torna-se ainda mais gritante na fala sintomática. Ou seja, é fato que a linguagem apresenta sempre irregularidades, mas também é verdade que na fala sintomática, o irregular toma lugar de maior evidência. Por esse motivo, não basta lidar com a noção de patologia a priorística, cuja aplicabilidade é limitada. Sem dúvida, ela aponta um conhecimento sobre o que é visível (ou audível) na fala do paciente, mas jamais falará da forma particular de cada sujeito estar na linguagem.

Segundo Vorcaro (1999, 122), *"os distúrbios da linguagem, mesmo quando associáveis a quadros orgânicos ou a limitações do meio social, trazem a marca da posição de um su-jeito na língua.*" As reflexões de Vorcaro conduzem ao estudo do sintoma na *clínica de linguagem* como algo diferenciado do que costumeiramente é tratado sob esse rótulo nas demais clínicas, em especial a médica, devido ao fato de ser este sintoma um "jeito de estar" do sujeito na linguagem.

Portanto, neste momento, parto do princípio de que o que deve ser priorizado pelo clínico de linguagem é a particularidade do funcionamento do inusitado (da combinação singular que surge na fala do paciente) e não na *performance* patológica já *standartizada*. As manifestações de linguagem dos pacientes surpreendem por serem inusitadas, sempre diferentes umas das outras. Apesar de todas ocorrerem *na* linguagem, elas não montam e desmontam os mesmos aspectos ou componentes da linguagem de igual maneira.

Mas se sintoma é sofrimento, frente ao sofrimento no âmbito da linguagem, o que faz com que alguns procurem um médico, outros um analista, outros um clínico de linguagem? Pode-se tomar, por exemplo, a disfonia de Dora.[6] Freud leu ali uma impossibilidade de Dora suportar a relação de seu pai com a Sra. K., frente ao assédio feito pelo esposo da amante de seu pai a Dora. Freud considera a disfonia de Dora como uma espécie de silenciamento sobre o significado sexual do sintoma. E se Dora consultasse um otorrinolaringologista? E se Dora procurasse um

---

[6] Um dos grandes tratamentos psicanalíticos realizados por Freud, o caso Dora aborda a neurose histérica, buscando validar as teses sobre a etiologia sexual e o conflito psíquico presentes na histeria. Leia-se uma versão bastante resumida do caso: o pai de Dora tem um romance com a Sra. K., esposa de um amigo seu. O Sr. K., por sua vez, corteja Dora. Dora, no entanto, rejeita-o, dá-lhe uma bofetada e conta tudo à mãe, com a intenção de que o assunto chegue ao pai. O pai interroga o Sr. K., que tudo nega. Preocupado em manter seu romance extraconjugal, o pai faz Dora passar por mentirosa e a encaminha para tratamento com Freud.

fonoaudiólogo?[7] Certamente a leitura de seu sintoma tomaria rumos distintos.

O que caracteriza um sintoma da ordem da linguagem? Conforme já apontado, no terreno dos distúrbios de linguagem, a tomada do sintoma de linguagem dá-se muito freqüentemente por um viés patologizante. A forma de o terapeuta de linguagem considerar em tratamento o sujeito com uma queixa no campo da linguagem é pela via da alteração, do desvio, pela via daquilo que não está respondendo de acordo com a expectativa dos pares daquela comunidade falante.

E essa perspectiva não é sem efeitos. O sujeito diagnosticado e encaminhado para tratamento encontra-se, desde então, em uma condição de "fora da média", ou no "desvio" em relação à normalidade. Pode-se prever que o encaminhamento dado ao tratamento, nesse enfoque, ocorrerá por uma via reparadora, que contemple a supressão daquele mal-estar produzido pela marca de mal ou pouco falante do paciente em questão.

Meu objetivo aqui, portanto, é esboçar uma proposta que contemple um outro tipo de abordagem do sintoma de linguagem na instância da *clínica de linguagem*. Minha intenção é investigar a pertinência de uma perspectiva do sintoma de linguagem como **combinação singular** por parte do sujeito que enuncia. Isso é derivado de uma concepção de linguagem que comporta o funcionamento do que é irregular e de uma noção

---

[7] Lembro-me de uma colega fonoaudióloga que relatava o caso de uma paciente que teve rápidos progressos na recuperação de uma afonia, mas logo após cai num quadro depressivo ao não se reconhecer na "nova voz". Esse exemplo é ilustrativo da relação que há entre o paciente e a escuta que o clínico se propõe a fazer do sintoma. Se restringirmos a leitura apenas ao enunciado – àquilo que o sujeito apresenta, evidencia, ao falar – corre-se o risco de limitar o alcance da intervenção. Se o clínico levar em consideração a enunciação, ao analisar a relação do enunciado com o ato enunciativo, ele terá mais chances de refletir sobre o lugar desde o qual o sujeito portador de um sintoma de linguagem enuncia.

de sintoma que considera a manifestação linguageira como algo próprio do sujeito.

A subversão presente no sintoma de linguagem tem como especificidade causar dificuldades ou impedimento para o sujeito se comunicar com seus pares. Por isso, o sintoma de linguagem apresenta sempre algo da ordem do sofrimento.

Se a *clínica de linguagem* se permitir tomar o sintoma pelo viés da **combinação singular**, na qual o sintoma aproxima-se da estrutura de funcionamento de outras subversões da linguagem (como a poesia, o trocadilho, o lapso ou o ato falho), acredito que o encaminhamento do trabalho clínico nesse campo possa se desenvolver de uma forma bem mais próxima daquela do dia-a-dia ou da fala cotidiana dos pacientes, que também estão por aí produzindo seus atos criativos, sem terem a chance de serem tomados como produções bem-sucedidas. O que irrompe de novo na fala de um paciente tem uma lógica própria que merece ser analisada e abordada por um viés que considere esse material discursivo como uma **combinação singular** bastante peculiar, aquela que está sendo possível para aquele sujeito, naquele momento, mesmo tendo como pano de fundo, a regularidade do funcionamento da língua. Se o que está em jogo é a subversão da linguagem, essa subversão estará sempre respaldada pela regularidade do sistema da língua. E como na língua qualquer termo está determinado por aquilo que o rodeia, também na fala sintomática são distintos os efeitos de sentido que carregam os termos em cada situação. O que se está a propor aqui é a tomada do sintoma de linguagem como uma **combinação singular**, que se tomada como construção criativa (e não como puro "erro"), pode proporcionar alternativas bastante originais para a fala dos pacientes em atendimento.

Então, para se falar em sintoma no âmbito da *clínica de linguagem*, talvez se deva dizer que há algo de singular no funcionamento da estrutura de linguagem daquele paciente. Frente àquilo que nos faz pensar no funcionamento da linguagem como algo do laço com o universal, encontramos o singular na fala daquele sujeito.

Se na *clínica de linguagem* o sintoma funciona diferentemente para cada paciente, não se pode mais falar de patologia, nem mesmo de hipótese diagnóstica. Como o que está em jogo é justamente o peculiar de cada caso clínico, a própria noção de hipótese diagnóstica já não é mais suficiente. Por este motivo proponho lidar com uma concepção baseada na **hipótese sobre o funcionamento da linguagem**[8] de cada paciente. A partir do momento em que se passa a lidar com a idéia de **hipótese sobre o funcionamento da linguagem** do paciente, implicada em uma concepção de sintoma, é possível dissolver a noção *a priorística* de patologia. Esse parece ser um passo fundamental a ser dado pela *clínica de linguagem* na circunscrição pretendida da noção de *sintoma de linguagem*.

Qual, então, o papel do terapeuta de linguagem? Será como um interlocutor privilegiado, que escuta e reconhece aquela formação linguageira como tendo um sentido possível. Possível, apesar de infringir, violar a ordem prevista pelo código. Acredito que é de um lugar como esse que se trata a posição de escuta do terapeuta de linguagem. Ele seria aquele que escuta a produção criativa de seu paciente desde um lugar de suporte. Mas aqui

---

[8] O termo "hipótese" na expressão "hipótese sobre o funcionamento da linguagem" não tem um sentido comprometido com quadros teóricos específicos. Seu uso indica apenas que, em *clínica de linguagem*, falar sobre o funcionamento da linguagem para cada sujeito é lidar com possibilidades de organização desse funcionamento num dado momento.

entra em cena uma especificidade da escuta na *clínica de linguagem*. A noção de suporte é por mim sugerida nas suas duas conotações, muito próprias à *clínica de linguagem*: por um lado, o terapeuta sustenta aquela fala subversiva para reconhecer em seu paciente um falante, ou seja, imaginar um lugar de falante para aquele que vem sendo considerado não-falante (ou mal-falante), criando um contexto em que se considera o paciente como um par em posição de enunciação; e, ao mesmo tempo ele suporta, às vezes por muito tempo, a repetição de uma fala sintomática até o momento em que o sujeito dela conseguir se apropriar e produzir deslocamentos, fazendo uso criativo de seu sintoma, ou seja, se permitir falar desde outra posição enunciativa. E é dessa possibilidade de tomar o sintoma como uma **combinação singular**, efetuando uma escuta que reconheça e suporte o novo que brota na singularidade das falas sintomáticas, que se trata a abordagem do paciente em *clínica de linguagem*.

Então, se o sintoma de linguagem pode ser pensado como uma posição que o sujeito ocupa na linguagem, a análise das combinações singulares que o sujeito realiza é constitutiva daquilo que chamei a **hipótese sobre o funcionamento da linguagem** do sujeito. É esse recurso que permitirá uma escuta das possibilidades discursivas do paciente numa dimensão em que a forma com que o sintoma (e não mais a patologia, ou o "rótulo") se apresenta é que determina os rumos da intervenção clínica. Assim, não se trabalhará com um tipo de terapia para as afasias, um tipo de terapia para os retardos de linguagem, um tipo de terapia para a gagueira, e assim por diante. Obviamente, existem princípios básicos que costumam estar presentes no atendimento de determinados quadros clínicos. Por exemplo, seria negligente um clínico de linguagem não ter por rotina solicitar uma investigação audiológica de todos os pacientes com atraso no desenvolvimento da linguagem. No entanto, isso não deve determinar nem limitar a **hipótese sobre o funcionamento da linguagem** a ser delineada. Não basta definir "retardo de linguagem sem comprometimento do componente auditivo" ou "retardo simples de linguagem". O que isso diz do funcionamento da linguagem de um sujeito? No meu entender, muito pouco. Aliás, esse pouco tem ainda um componente patologizante que em nada auxilia no trabalho clínico. Isso porque a intervenção em *clínica de linguagem* não se baseia num saber referencial. Qual, então, a natureza dessa intervenção? A intervenção em *clínica de linguagem* baseia-se justamente na **hipótese sobre o funcionamento da linguagem** do sujeito. É a lógica peculiar de funcionamento da linguagem de cada sujeito que procura atendimento que ditará os rumos da intervenção clínica.

Ao se traçar a **hipótese sobre o funcionamento da linguagem** de um paciente, o terapeuta de linguagem está lidando com uma abordagem das peculiaridades lingüísticas de um sujeito em um dado momento. Não parece ser demasiado destacar que essa hipótese não é definitiva; apenas tenta levantar as possibilidades e restrições enunciativas do paciente a cada situação.

Por isso, relacionar a **hipótese sobre o funcionamento da linguagem** com o sintoma de linguagem, tal como está sendo proposto aqui, representa uma abordagem do paciente em *clínica de linguagem* que leva em consideração o sujeito que enuncia, do modo como é possível enunciar naquele momento.

A noção de sintoma no âmbito da *clínica de linguagem* proposta comporta a ocorrência da **combinação singular**. A perspectiva de linguagem que comporta o ineditismo que cada fala sintomática apresenta abala sensivelmente a divisão entre "normalidade" e "patologia" de um mecanismo que é, desde sempre, heteróclito e multiforme. Por isso parto de uma concepção de linguagem na qual o sujeito que fala se inscreve na língua e nela dá lugar ao sintoma, ou seja, é efeito de seu próprio dizer.

Se o que faz um sujeito com um sofrimento no campo da linguagem procurar ajuda é o sintoma de linguagem, caberá ao clínico acompanhar o paciente em um percurso que o auxilie a encontrar uma forma de falar que não seja marcada pelo puro sofrimento. Desbravar o caminho na direção da cura é uma tarefa da dupla e não se pode antever a saída que cada tratamento irá desenhar. Se o recurso será a entonação, o ritmo, os deslocamentos metafóricos ou metonímicos, a pista articulatória, ou outras tantas variáveis que a linguagem — por ser multiforme e heteróclita — pode apresentar, isso não se pode antecipar. O que define a direção da intervenção é a escuta que o clínico imprime. E estar aberto ao imprevisível, ao novo, é lidar com montagens multiformes. Afastar-se do efeito patológico e diluilo com o efeito criativo parece ser um bom exercício para a escuta do clínico de linguagem.

REFERÊNCIAS BIBLIOGRÁFICAS

Benveniste, É. (1991). *Problemas de lingüística geral I.* Campinas, Pontes.

Flores, V. & Surreaux, L. (2003). A Linguagem e as Práticas Clínicas com/da Linguagem. Texto apresentado no *III Congresso Norte-Nordeste de Psicologia,* a ser publicado nos *anais* do referido evento (no prelo).

Foucault, M. (1998). *O nascimento da clínica.* Rio de Janeiro, Forense Universitária.

Freud, S. (1977). *A interpretação das afasias*. (1ªed. 1891). Lisboa, Edições 70.

Garcia-Roza, L.A. (2002). *Introdução à metapsicologia freudiana* — 2. (1ªed. 1993). Rio de Janeiro, Jorge Zahar Editor.

Jakobson, R. (1969). *Lingüística e comunicação*. São Paulo, Cultrix.

Lier-De Vitto, M.F. (2000). The symptomatic status of symptoms: pathological errors and cognitive approaches to language usage. *Comunicação no 7th International Pragmatics Conference*. Budapeste, Hu.

Quinet, A. (2000). *A descoberta do inconsciente — do desejo ao sintoma*. Rio de Janeiro, Jorge Zahar Editor.

Saussure, F. (1974). *Curso de lingüística geral*. São Paulo, Cultrix.

Surreaux, L.M. (2006). Linguagem, sintoma e clínica em clínica de linguagem. *Tese de Doutorado*. Porto Alegre, IL/UFRGS.

Vorcaro, A. (1999). *Crianças na psicanálise: clínica, instituição, laço social*. Rio de Janeiro, Companhia de Freud.

A PSICANÁLISE EM INTERLOCUÇÃO COM A LINGÜÍSTICA E A CLÍNICA DOS DISTÚRBIOS DA LINGUAGEM

Maria Isabel Perez Mattos

INTRÓITO

Psicanálise e lingüística são disciplinas que se entrelaçam em pontos fundamentais. Isso se observa desde os primórdios da psicanálise com a concepção da *"talking cure"*,[9] quando a linguagem passou a ser utilizada como instrumento terapêutico. A linguagem também se encontra imbricada na metapsicologia psicanalítica, nas concepções sobre o desenvolvimento da capacidade simbólica e constituição do psiquismo. Vários psicanalistas que abordaram a temática da linguagem trouxeram um número expressivo de contribuições. Entre os sucessores de Freud, Lacan foi o autor que introduziu os conceitos da lingüística Saussuriana na psicanálise. É em sua obra que a questão da linguagem tomou maior vulto. No entanto, também encontramos nas idéias de Winnicott e de outros psicanalistas contemporâneos, considerações da maior importância para a compreensão do que representa a aquisição da fala para o

---

[9] Fala proferida por paciente de Breuer e de Freud, conhecida como Anna O. que passou a representar a mudança na técnica, do método catártico para associação livre em psicanálise.

desenvolvimento, bem como as implicações psicológicas dos seus distúrbios.

Este trabalho propõe uma reflexão psicanalítica sobre as relações sujeito-linguagem, em interlocução com a lingüística e com a clínica de linguagem. Para tanto, e visando um debate apenas introdutório, serão destacadas as idéias mais relevantes dentro do universo composto pelas várias correntes de pensamento que serão discutidas ao longo deste trabalho, além dos autores supramencionados. Por fim, será apresentado um material clínico ilustrativo de algumas idéias aqui abordadas.

PSICANÁLISE E LINGÜÍSTICA

Ao verificar-se a cronologia dos fatos constata-se que a psicanálise foi criada por Sigmund Freud quase ao mesmo tempo em que a lingüística era fundada como ciência por Ferdinand Saussure. As descobertas de ambos permaneceram desconhecidas durante algum tempo, o que talvez explique a ausência de comunicação entre eles. Coube a Lacan esta aproximação. A perspectiva de Lacan era a de evidenciar a importância da linguagem e, portanto, o necessário estudo de suas leis para a concepção da constituição psíquica. Neste período o estruturalismo lingüístico passou a iluminar as ciências humanas. No entanto, a lingüística mais recente — inclusive a das gramáticas gerativas (Chomsky, 1971) — não tem interagido tão intensamente com a psicanálise.

Desde Freud o domínio da psicanálise é o da fala e do silêncio e o material no qual se faz o trabalho de cura psicanalítica é um material verbal. Os psicanalistas, portanto, tendem a considerar a linguagem mais como um instrumento de trabalho do que como um objeto de estudo. A aproximação que os psicanalistas fazem da linguagem difere da dos lingüistas e dos fonoaudiólogos, embora a metapsicologia psicanalítica esteja também imbricada no desenvolvimento da capacidade simbólica, representacional e da linguagem.

Em 1953, em sua conferência sobre o simbólico, o imaginário e o real — e também em "Função e campo da fala e da linguagem em psicanálise" — Jacques Lacan desenvolveu uma concepção radicalmente diferente do inconsciente, apoiado em sua teoria do significante. Lacan formulou a base de sua concepção de estrutura psíquica a partir da lingüística. Nessa perspectiva, a linguagem é considerada uma instituição coletiva, cujas regras se impõem aos indivíduos, sendo transmitidas de modo coercitivo pelas gerações. O fato de incluir o sujeito falante na estrutura da linguagem torna necessário pensar essa estrutura com um traço de falha: o sujeito que a faz funcionar não é da mesma materialidade que ela. É essa diferença que possibilita todo o movimento e dinâmica da fala de um sujeito em determinada língua. Considerar o sujeito estruturado na linguagem, segundo Lacan, é dizer que ele é quase completamente sustentado pela estrutura da linguagem, que, entretanto, comporta uma falha. Afinal, a sexualidade humana, tal como Freud buscou sistematizar, produz o inconsciente, que resguarda conteúdos que não damos conta de aceitar, assim como a estrutura da linguagem não dá conta de dizer tudo o que se passa com o homem. Por isso, Lacan diz que a estrutura tem uma lógica de borracha, maleável e não tão rígida como a lingüística (Dor, 1989). Lacan opõe o que denomina de fala vazia (discurso do imaginário) e fala plena (linguagem do desejo). Vê na fala, que se inscreve em um registro edipiano, o meio de liberação do desejo captado pela imagem narcísica de si próprio na fase do espelho.[10]

A obra de Lacan despertou inúmeros adeptos, assim como oposicionistas. Didier Anzieu (1998) critica Lacan por circunscrever tão intensamente o campo da psicanálise ao da fala, citando como exemplo a seguinte situação: *"o sintoma se resolve inteiramente em uma análise da linguagem, porque ele próprio está estruturado como uma linguagem, porque ele é linguagem cuja fala deve ser libertada"* (Lacan, 1953, p. 33). Anzieu aponta inconvenientes técnicos e clínicos em tratar-se um paciente dessa forma, como um texto sem sujeito.

Até a década de 1970 a maior parte dos trabalhos sobre aquisição da linguagem estavam mais centrados na própria linguagem (concepções culturalistas, inatistas ou cognitivistas), e não na experiência interpessoal inicial mãe-bebê, como veremos no item que segue às contribuições de Vygotsky e Piaget sobre a linguagem e que discute a posição paradoxal da fala.

Vygotsky (1966, 1996) é um referencial importante na lingüística contemporânea. Ele considera que, ontogeneticamente, pensamento e fala se desenvolvem em linhas distintas que, num certo ponto, se encontram. Afirma, ainda, que o pensamento verbal é uma forma de comportamento natural e inato, mas determinado por um processo histórico-cultural. Uma vez que Vygotsky concebe o caráter histórico do pensamento verbal, esse passa a sujeitar-se a todas as premissas do materialismo histórico.

---

[10] No ano de 1936, Lacan postulou a existência de um estágio do espelho que teria lugar no período que vai dos 6 meses aos 18 meses. Nesse estágio, a criança antecipa a aquisição da unidade funcional de seu corpo. Segundo ele, a identificação primordial com a imagem refletida serve de base à estruturação do Eu. No entanto, temos aqui dois aspectos distintos e também paradoxais. Se por um lado, no estágio do espelho temos a pré-formação do Eu, este Eu se constitui numa condição de alienação ao discurso do Outro.

Para Vygotsky (1966, 1996) o exato relacionamento entre pensamento e palavra não é uma coisa, mas um processo, um contínuo movimento de um lado para outro, do pensamento para a palavra, da palavra para o pensamento no contexto das interações sociais. Piaget e Vygotsky diferem na posição em torno da função do egocentrismo na criança. Para Piaget, a fala evolui como resultado do desenvolvimento da inteligência, e passa de uma fala egocêntrica para uma fala social (comunicativa). Os pesquisadores, ainda hoje, discutem se, para Vygotsky, a fala egocêntrica da criança constitui-se enquanto um processo de fora para dentro — isto é, uma passagem para a internalização do conhecimento — ou se, como acreditam alguns especialistas, para Piaget, a fala é uma espécie de ensaio para o processo de socialização do conhecimento. Isto é, o movimento do desenvolvimento humano se daria de dentro para fora, primeiro "amadurece" internamente a estrutura psíquica para, depois, aprender.

Piaget (In: Vygotsky, 1966) ressalta que, em linhas gerais, está de acordo com Vygotsky quando conclui que a função inicial da linguagem deve ser aquela da comunicação global e que, mais tarde, a mesma se torna diferenciada em egocêntrica e comunicativa propriamente dita. Contudo, ele entende que não pode concordar com Vygotsky que considera estas duas formas lingüísticas igualmente socializadas, porque, segundo pensa, a palavra socialização torna-se ambígua neste contexto: se um indivíduo "A" crê erroneamente que um indivíduo "B" pensa como ele, e se ele não procura compreender a diferença entre os dois pontos de vista, este é, por certo, um comportamento social no sentido de contato entre os dois. Piaget chama tal comportamento de inadaptado em uma perspectiva de cooperação intelectual. Este ponto de vista é o único aspecto do problema de seu interesse, mas que, segundo ele, não parece ter suscitado a atenção de Vygotsky.

Chomsky (1978/1987, 1971), lingüista contemporâneo, criador do conceito de gramática generativa,[11] expressa o enorme potencial criativo do homem nas infinitas combinações lingüísticas possíveis e, neste sentido, se aproxima do conceito de associação livre em psicanálise. Para Chomsky, a linguagem humana é vista como uma capacidade geneticamente determinada, como um componente do espírito humano que especificaria certas espécies de gramáticas humanamente acessíveis. A gramática é, por ele entendida, como um sistema que especifica as propriedades fonéticas, sintáticas e semânticas de uma série infinita de frases possíveis. Por isso, no seio de uma determinada comunidade lingüística, mesmo entre crianças com experiências pessoais singulares, são adquiridas gramáticas comparáveis. Dessa forma, assim como para as gramáticas, Chomsky supõe que exista um sistema fixo e geneticamente determinado que balize o desenvolvimento de toda linguagem. Presume que a criança desenvolve estruturas cognitivas de forma análoga, balizada pelo herdado. Nesse sentido, ele compara os órgãos físicos com o que chama de órgãos mentais. Tanto uns como outros seriam determinados por propriedades geneticamente próprias à espécie. Apesar de, nos dois casos, a interação com o ambiente ser necessária para desencadear o desenvolvimento — porque influi sobre as estruturas que se desenvolvem e as modela — Chomsky declara que a interação do organismo com o ambiente é insuficiente

---

[11] Chomsky (1971) afirma que existe uma **gramática universal** que forma parte do patrimônio genético dos seres humanos, os quais ao nascer, possuem um padrão lingüístico básico determinante ao qual se moldam todas as línguas. Esta capacidade singular é própria da espécie humana.

para dar conta do caráter e da origem das estruturas mentais de base (a exemplo da estrutura sintática das linguagens). Ou seja, há algo de inato na origem dessas estruturas mentais.

A POSIÇÃO PARADOXAL DO ATO DE FALA

É durante o segundo ano de vida do '*infans*' que emerge a linguagem expressa em ato de fala e, nesse processo, os sensos de eu e outro adquirem novos atributos. No entanto, a linguagem é gestada anteriormente ao longo do primeiro ano de vida, no processo de atenção compartilhada da experiência mãe-bebê, que é a base do ser (Bruner, 1983). Nesse período os elementos da protocomunicação se desenvolvem na interação recíproca e desejavelmente sintônica da dupla (Murray e Trevarthen, 1986).

A fala se cria a partir da imago corporal, da qual é metáfora. O bebê se protege da angústia de separação recorrendo a uma série de atividades bucais, inclusive a emissão de sons. Dore (In: Stern, 1992) propôs considerar-se que a linguagem no início age como uma forma de fenômeno transicional. A palavra em termos winnicottianos é de alguma maneira descoberta ou criada pelo bebê, no sentido de que o pensamento ou o conhecimento já está na mente, pronto para ser ligado a uma palavra. A palavra é dada pelo exterior (mãe) ao bebê, mas existe um pensamento a ser dado a ela. Neste sentido, a palavra não pertence verdadeiramente nem ao eu nem ao outro; ela ocupa uma posição intermediária entre a subjetividade do bebê e a objetividade da mãe. Trata-se do paradoxo winnicottiano.

O ato de fala situa-se em um lugar que oscila constantemente entre a linguagem (código lingüístico falado) e o grito (descarga motora do corpo). Expressa, assim, sua dupla submissão ao corpo e ao código, à subjetividade do desejo e à objetividade do código (representante das modalidades socioculturais). A experiência psicanalítica revela essa posição paradoxal do ato de fala. Roland Gori (1998) amplia a tese winnicottiana e as idéias de Dore, para observar que não apenas o material sonoro, mas toda a fala constitui um objeto transicional. A partir de então, o ato da fala não está mais na ordem simbólica, nós o deportamos a um ponto de equilíbrio quase estacionário, onde se mantêm as oscilações constantes dos investimentos narcísicos e dos investimentos erótico-objetais, entre o corpo e o código, entre o imaginário e o simbólico. Gori (1998) propõe que se possa falar de uma linguagem subjetiva, de uma linguagem objetiva e de uma linguagem transicional, que navega de acordo com a economia dos movimentos pulsionais, narcísicos e identificatórios. O ato de fala é realmente um símbolo e detém seu poder de criação como elo que é entre o subjetivo e o objetivo que ele transcende. Essa posição intermediária do ato de fala o situa em um ponto entre o eu e o objeto, entre o corpo e o mundo exterior, entre o sonho e a realidade que Winnicott (1971) designa como área transicional, espaço livre, no qual se localizam o jogo e a experiência cultural. Entrementes, é importante considerar que o que especifica o fenômeno transicional não é o objeto, mas uma qualidade de investimento que o realismo figurativo de Winnicott concretizou geograficamente como uma "área", um espaço potencial livre entre o dentro e o fora. Assim sendo, o mesmo objeto pode inscrever-se em vários pontos nos espaços interno, externo e transicional o que pela lógica de Gori, estende-se a sua consideração de diferentes qualidades de linguagem: subjetiva, objetiva e transicional. Esta lógica provém de um referencial epistemológico estruturalista, no qual o que importa não são as coisas, mas as relações que elas mantêm entre si.

O ato de fala, também é importante considerar, apresenta particularidades que o distingue dos outros fenômenos transicionais. A primeira se deve as condições mínimas que favorecem o seu devir transicional, ao seu estatuto social e ao seu devir ontogenético. Como condição, está implicado o investimento do ambiente, de uma mãe suficientemente boa (Winnicott, 1969), que escuta e fala com seu bebê, que dá sentido às suas angústias, experiências e sensações corporais, para advir a fala simbólica, que pressupõe a separação entre o símbolo e a coisa simbolizada, entre eu e outro (Gori, 1998).

A linguagem é, antes de tudo, investida pela criança como massa sonora indiferenciada em si mesma, das coisas, do corpo da criança e da mãe. Os sons se assemelham a representações de coisas. Os sons e os jogos de boca da mãe indicam a mãe-ambiente. A criança introjeta a boca falante da mãe (Anzieu, 1998), mas esta introjeção somente é possível, porque a mãe sentiu prazer em falar e ouvir esta criança, foi capaz de receber, conter seus sons e metabolizá-los (função conceptualizada por Bion, 1957), dando-lhes um sentido. Esse período corresponde à expansão narcísica da criança que se beneficia da magia verbal, em que a onipotência da criança se realiza. Mas, na medida que a criança cresce, a mãe se impõe como objeto não-submetido integralmente às demandas do bebê. As experiências de desilusão tornam-se pouco a pouco mais freqüentes. O código não é mais investido subjetivamente como um prolongamento narcísico, ele se impõe como objeto externo, fora do controle onipotente. A desilusão deve ocorrer progressivamente para que a criança encontre nestas formas verbais, esse espaço de jogo das criações

48 QUANDO A FALA FALTA

verbais, as quais diferem, tanto da pura alucinação auditiva (linguagem subjetiva, no dizer de Gori), quanto do discurso da monotonia da compulsão e identificação mecânica (objetiva). Somente assim haverá condições para que o sujeito fale com as próprias palavras e possa desenvolver, ao longo do processo, a expansão da capacidade de pensamento verbal (Bion, 1998).

Desde o primeiro grito, por ocasião do nascimento que marca a cesura (primeira experiência de separação/corte/castração), seguido pela manipulação dos sons por parte do bebê, — aos quais a mãe progressivamente dá um sentido no jogo do falar e do ouvir, — até a criança se permitir, por meio de suas primeiras posses sonoras, a aquisição da linguagem e do prazer ulterior de utilizá-la com os outros, se dá um longo processo. Aos 12 ou 15 meses, quando a criança começa a utilizar signos lingüísticos e a aprender a falar, pressupõe-se a elaboração do processo primário.[12] O acesso à linguagem permite que a criança pense sem ter que simultaneamente agir seu pensamento. É somente por volta do primeiro ano que a criança se torna capaz de representar uma coisa por outra, com o auxílio de dois processos diferentes: o dos representantes de coisa,[13] que reaparecem sob a forma de

---

[12] Processo primário e processo secundário correspondem a dois modos de funcionamento do aparelho psíquico, tais como foram definidos por Freud (1911). Podemos distingui-los radicalmente: a) do ponto de vista tópico: o processo primário caracteriza o sistema inconsciente e o processo secundário caracteriza o sistema pré-consciente-consciente. b) do ponto de vista econômico-dinâmico: no caso do processo primário, a energia psíquica escoa-se livremente, passando sem barreiras de uma representação para outra, segundo os mecanismos de deslocamento e condensação; tende a reinvestir plenamente as representações ligadas às vivências de satisfação constitutivas do desejo (alucinação primitiva). No caso do processo secundário, a energia começa por estar «ligada» as representações de palavra antes de se escoar de forma controlada; as representações são investidas de uma maneira mais estável, a satisfação é adiada, permitindo assim experiências mentais que põem à prova os diferentes caminhos possíveis da satisfação. A oposição entre processo primário e processo secundário é correlativa da oposição entre princípio de prazer e princípio de realidade.

[13] No texto "Afasias" (Freud, 1891) aparecem dois tipos de representações, de objeto e de palavra, apresentadas em um esquema que Freud chama de *psicológico*. Ambas são

imagens no campo da realidade psíquica, e os representantes de transformação, a serem aplicados à realidade externa por meio do corpo, para nela encontrar o objeto desejado. Assim se desenvolvem estratégias motoras que buscam o objeto e que passam a ser registradas e memorizadas, além de uma atividade rudimentar de julgamento, que afirma ou nega a identidade do objeto desejado. Inaugura-se, assim, uma identidade de pensamento visada pelo processo secundário. O processo secundário sofre uma mutação profunda no momento crucial em que se dá a interiorização da linguagem falada. O pensamento passa a ser quase exclusivamente falado, e o recalque é exercido com eficácia pela separação entre representantes de coisa e palavra, que se manifesta nos lapsos de linguagem, esquecimentos, erros de julgamento e impulsos motores. O "não" que corresponde ao terceiro organizador de Spitz (1991) implica o "não" representante da interdição, que também está na essência da aquisição da linguagem simbólica. A própria linguagem implica a submissão a um sistema de regras, a um código ao qual o sujeito deve submeter-se, assim como a outros sistemas de trocas.

A linguagem, comenta Stern (1992), constitui uma experiência de união, permitindo um novo nível de relacionamento mental, através do significado compartilhado. A posição desse autor difere da concepção comumente aceita pela psicanálise. Stern considera que desde o início há uma emergência do

---

representações *complexas*, sendo que a representação de palavra (onde há elementos acústicos, visuais e cinestésicos) liga-se à representação de objeto através de sua *imagem acústica* e, entre as várias associações de objeto (que se compõem de representações acústicas, táteis etc.) são as *visuais* que o representam. Dito de outra forma, o elemento organizador (ou delegado) de um é a imagem acústica e, a do outro, a visual. A representação de palavra é um complexo fechado, embora sendo capaz de ampliações e a de objeto é um complexo aberto. O termo representação de objeto não se refere à coisa ou ao referente, mas sim, na sua relação com a representação da palavra, designa o significado.

senso de eu. Não haveria para ele, portanto, um período de indiferenciação mãe-bebê. Stern coloca que a linguagem tem sido vista como um passo na conquista da separação-individuação, mas em sua perspectiva afirma o oposto, que a linguagem é poderosa a serviço da união e da condição de estar junto. Cada palavra aprendida é um subproduto da união de duas mentalidades em um sistema simbólico comum, uma formação de significado compartilhado.

A CLÍNICA DE LINGUAGEM E A SUBJETIVIDADE

Foi Freud que, ainda neurologista, diluiu a relação causal lesão/sintoma. Em artigo de 1891, Freud chamou a atenção para a ocorrência de sintomas lingüísticos na ausência de lesão cerebral. Observou que as parafasias ocorrem tanto na fala dos afásicos quanto na das "pessoas normais". Também diferenciou três tipos de afasias que remetem às possíveis relações entre os componentes de cada uma das representações, bem como à relação entre elas (Freud, 1891, p. 72). Quais sejam:

- afasia verbal (de primeira ordem) — as associações entre os elementos simples da representação da fala estão perturbadas;
- afasia assimbólica (de segunda ordem) — a associação entre representação de palavra e do objeto está perturbada;
- afasia agnóstica (de terceira ordem) — não há reconhecimento de objetos.

Freud promove um deslocamento da questão que envolve as relações entre cérebro e linguagem, porque faz ver que a perturbação da linguagem, na ausência de lesão cerebral, é um problema relevante que não encontra lugar no conjunto das proposições que orientam o discurso organicista puro. Ou seja, há sintoma sem lesão; e mais, sintoma que se estende para todo o conjunto de seres falantes, afásicos ou não. Para ele, há perda da eficácia do aparelho da linguagem. Freud aponta para um funcionamento que produz efeitos e que não pode ser reduzido à ordem do orgânico. Nas palavras do autor, *"a relação entre a cadeia de processos fisiológicos [...] e processos mentais [...] não é de causa e efeito"* (1891, p. 70). Vê-se que Freud descarta a causalidade direta entre o cerebral e o psíquico e afasta a possibilidade de se estabelecer um isomorfismo entre o cerebral e o mental. Parafraseando Freud, pode-se dizer que há entre processo cerebral e processo psíquico uma *"relação de implicação, não de causalidade"* (Fonseca, 1994). Implicação no sentido de afetação entre funcionamentos. Nas afasias, entre funcionamento cerebral e funcionamento lingüístico, não se trata de negar que uma lesão no cérebro produza efeitos; o que não se pode é reduzir a complexidade do lingüístico ao funcionamento cerebral. Freud é, nesse sentido, instigante. Não porque desqualifique a medicina, mas porque localiza uma questão teórica: a da desproblematização da relação cérebro/mente/linguagem que se expressa pelo viés do isomorfismo presente nos estudos médicos sobre a afasia. Para Fonseca (1998) ao problematizar essa relação, Freud propriamente abre um novo campo de questões e a possibilidade de reinterpretação das manifestações afásicas e de outros distúrbios de linguagem. Reinterpretação que pode se aplicar à clínica fonoaudiológica que interage em muitos casos com a psicanálise, em especial nos distúrbios de desenvolvimento da infância.

A linguagem desempenha um papel importante na formação do ego e superego. A aquisição da linguagem submete ao princípio da realidade. A palavra, para Annie Anzieu (1998), só pode ser usada pela criança, se o recalque funcionar normalmente. No início, as verbalizações não passam de signos mágicos produtores de objetos, substitutos de ordem alucinatória. A linguagem só é verdadeiramente integrada pela criança depois que essas palavras se tornarem realmente signos simbólicos dos objetos, que adquirirem sentido pela relação de distanciamento no tempo e no espaço, que diferenciem sujeito e objeto. Os distúrbios de aquisição da linguagem na criança estão em estreita ligação com a problemática afetiva. Algumas crianças permanecem na situação de bebês, mantendo uma aparência não conflitiva com familiares. *"Falar é escolher-se ao mesmo tempo como semelhante e diferente do outro, comunicar-lhe seu desejo de ser reconhecido enquanto tal; é também uma intenção de participação recíproca nesse desejo: é reconhecer-se como sujeito desejante"* (Anzieu, 1998, p. 164). Na neurose clássica, um ou vários lugares (conteúdos da experiência corporal) afastam-se do código (continente para Bion, 1963), por operação do recalcamento. O conteúdo recalcado retorna no sintoma e nos lapsos de linguagem. Nos distúrbios de personalidade, código e corpo se encontram dissociados. Na psicose, corpo e código acham-se em uma relação de forclusão. Confundidos no sofrimento da fragmentação, da fusão e do contra-senso.

Manoel de Barros refere que *"o poeta é um ser extraído das palavras"* e, nos ensina a psicanálise, que o sujeito é extraído da linguagem. Nessa perspectiva, a linguagem é retirada da condição de objeto, a ela é atribuída a força determinante do sujeito. Não é o sujeito que "percebe", "analisa" e "interioriza" a linguagem; é ela que o inscreve na ordem do humano. O falante, por isso, não pode controlar aquilo que o determina. É na clínica das falas sintomáticas que essa premissa ganha mais força. Nesta, como diz Lier-De Vitto (In: Fonseca, 1995), *"ao desconhecimento sobre o porquê uma fala acontece assim, sintomaticamente desarranjada, e a impossibilidade do sujeito, de fazê-la ser outra, (...) o sujeito é ou pode ser afetado por sua fala, mas recursos cognitivos não podem ser mobilizados para mudá-la, reformulá-la na direção desejada. Quero indicar, com isso, a necessária implicação da hipótese do inconsciente, introduzida por Freud"*. Nesta, corpo e linguagem aparecem irremediavelmente entrelaçados. Nas diversas manifestações sintomáticas da fala (distúrbios articulatórios, retardos de linguagem, afasias, gagueira etc.) assiste-se a um modo singular desse enlaçamento que, como diz Lier-De Vitto (2003), *"desafia o ideal de sujeito entendido como epistêmico: desafia o dualismo corpo-mente"* (p. 238). Em cena está um sujeito/paciente que não pode lançar mão de recursos cognitivos para promover mudanças em sua fala. A questão é, portanto, menos do que observar a fala, trata-se de escutá-la: de escutar a língua na fala do sujeito e o drama do sujeito com sua fala. Deslocar o estatuto da fala, certamente, gera um efeito sobre o clínico. Nesta proposta, avaliar linguagem é diferente da exclusiva prática de descrição da fala e indicação de uma possível etiologia. Nela, o clínico deve ficar sob o efeito da fala do paciente, sob o efeito do modo como este se posiciona diante da fala do terapeuta e de sua própria. São esses efeitos de escuta que deverão conduzir o clínico na avaliação e na formulação de suas hipóteses. Faria e Trigo (2006) também apontam na direção que retira a linguagem da categoria de objeto para atribuir-lhe função na estruturação subjetiva. Comentam que a suposição simplista de que a linguagem pode ser simplesmente "ensinada" corre o risco de gerar a redução do sujeito/paciente a um organismo, a uma fala sem sujeito. Coelho (2004), na mesma linha de pensamento, observa e analisa a forma peculiar da linguagem ocorrer, quando esta se apresenta alterada por transtornos do ato de fala, indicando a emergência de apropriação de aspectos teóricos da psicologia e da lingüística na busca da compreensão sobre processos de constituição de sentidos subjetivos de sujeitos da clínica fonaoudiológica, tendo-se em conta vivências emocionais e relações interpessoais.

Depreende-se, a partir de uma reflexão sobre o que foi exposto até aqui, que entre a psicanálise, a lingüística e a clínica de linguagem é possível um encontro promissor. Para tal ampliação dos saberes e para que a interlocução do conhecimento se realize com o cuidado e a profundidade desejados, destaca-se a importância crucial da compreensão do contemporâneo referencial epistemológico da complexidade[14] (Morin, 1996).

MATERIAL CLÍNICO

A seguir, apresento a descrição do atendimento de um paciente, um menino de sete anos, a quem chamarei de Rafael. Ele veio consultar-me para ingressar em psicoterapia apresentando um distúrbio de fala, que se caracterizava por troca de letras,

---

[14] Para Morin (1996), a epistemologia tradicional, positivista separa o objeto do seu meio, separa o físico do biológico, separa o biológico do humano, separa as categorias, as disciplinas etc. Esta visão reduz o complexo ao simples e não permite perceber a unidade na diversidade, nem a diversidade na unidade. A característica da epistemologia contemporânea do conhecimento exige o estudo da dimensão cognitiva e do ato subjetivo; portanto, o estudo do ser que vai conhecer também está implicado nesta compreensão.

dificuldade em verbalizar o 'r', enfim, uma fala infantilizada para sua idade. Rafael também vinha recebendo atendimento fonoaudiólogico. Logo se evidenciaram as exigências descabidas dos pais em relação a esse menino, que costumava manter-se submisso às demandas destes. Aos cinco anos já devia ir caminhando sozinho para a escola (algumas quadras de casa) e não deveria ter medo de nada, para aprender a ser "macho" (palavras do pai). Frente a essas desmedidas dos pais, Rafael sobreadaptou-se (Winnicott, 1960), estruturou-se como um pseudomaduro, mas era no sintoma da fala, que revelava sua real condição: de um bebê desamparado frente a pais pouco continentes e demandantes de um ideal aterrador e inadequado às suas demandas desenvolvimentais. Minha hipótese confirmou-se durante o processo de análise deste menino. Rafael regrediu a dependência absoluta nas sessões (Winnicott, 1955), vivenciou um descongelamento da situação traumática, passou a brincar como um bebê e engatinhar, além de falar de forma infantilizada. Pôde, no campo analítico, experimentar interações com a analista que demandavam um objeto vivenciado como subjetivamente concebido (indiferenciado), que lhe oferecesse continência e ilusão de fusão onipotente para, progressivamente, tornar-se objetivamente concebido. Ao longo de um período de quatro anos de tratamento, este menino pôde começar a se desenvolver de forma mais autêntica, não apenas enquanto falso-self (Winnicott, 1960), para atender ideais parentais narcisistas. A mãe iniciou análise pessoal; o pai, no entanto, permaneceu refratário e defensivo, mas, ao menos, concordando com as recomendações de tratamento do menino, mantidas pela analista. Nesse atendimento, as relações sujeito-sintoma foram analisadas e a evolução apresentada pela resolução do distúrbio de fala apontou para uma interdisciplinaridade fértil entre a psicanálise e a clinica fonoaudiológica.

CONSIDERAÇÕES FINAIS

A linguagem é um meio de enfrentar nossa separação original e nossa solidão no mundo. A fala é esse trecho sonoro que vela e contém os limites do eu e do objeto. A dupla vassalagem da linguagem, em relação às sujeições anátomo-fisio-psicológicas (funcionais e erógenas) do próprio corpo e às regras lingüísticas, situa o ato de fala na encruzilhada do corpo e do objeto, a meio caminho entre a libido narcísica e a libido objetal. O problema da aquisição da linguagem é complexo e significado na ligação entre pensamentos e palavras no contexto interpessoal e empático. Em uma visão dialógica, nós possuímos significado ou o "alugamos", somos a ele alienados. Nessa visão, abrem-se as portas para que os acontecimentos interpessoais desempenhem um papel nas teorizações acerca da linguagem.

O ato de fala força um espaço entre a experiência interpessoal vivida e representada. Com o advento da linguagem e do pensamento simbólico, as crianças passam a ter instrumentos para distorcer e transcender a realidade.

A aquisição da linguagem é um importante passo na conquista da separação-individuação, na distinção eu-outro, dentro e fora. Mas é igualmente verdadeiro que a linguagem é poderosa a serviço da união e da condição de estar com, da união de duas mentalidades em um sistema simbólico comum, formador de significados compartilhados. Nesta transição paradoxal está implicada a perda da onipotência, da experiência original de

A PSICANÁLISE EM INTERLOCUÇÃO COM A LINGUÍSTICA E A CLÍNICA DOS DISTÚRBIOS DA LINGUAGEM 57

fusão. Algo, então, começa a tornar-se latente, embora as infinitas possibilidades generativas lingüísticas possam perpetuar-se criativamente.

Na clínica, quando nos deparamos com pacientes acometidos por distúrbios de linguagem, a escuta desse sintoma clama por uma compreensão complexa e particular do sujeito. Escuta esta, que também pode se realizar na interdisciplinaridade, campo que demanda maiores interlocuções.

REFERÊNCIAS BIBLIOGRÁFICAS

Anzieu, D.; Gibelo, B.; Gori, R.; Anzieu, A.; Barrau, B.; Mathieu, M. e Bion, W.R. (1998). *Psicanálise e Linguagem: do corpo a fala*. São Paulo, Casa do Psicólogo.

Bion, W.R. (1988). *Estudos Psicanalíticos revisados*. Rio de Janeiro, Imago. (Original publicado em 1957).

_____. (1997). *Elementos em psicanálise*. Rio de Janeiro, Imago. (Original publicado em 1963).

Bruner, J. (1983). Play, thought, and language. *Peabody Journal of Education*, 60, 60-9.

Coelho, C. (2004). Um olhar sobre a relação sujeito — linguagem: a subjetividade e os transtornos da comunicação. *Tese de Doutorado*. Orientadora: Albertina Mitjáns Martinez. UNB.

Chomsky, N. (1987). A propósito das estruturas cognitivas e do seu desenvolvimento: Uma resposta a Piaget. In: Piattelli-Palmarini, M. (org.). *Teorias da linguagem, teorias da aprendizagem: debate de Jean Piaget e Noam Chomsky com outros autores*. Lisboa, Edições 70, p. 63-84. (Original publicado em 1978).

Chomsky, N. (1971). *Linguagem e pensamento*. Petrópolis, Vozes.

Dor, J. (1989). *Introdução à leitura de Lacan*. Porto Alegre, Artes Médicas.

Faria, V. e Trigo, M. (2006). *Contribuições da psicanálise na abordagem das falas sintomáticas de crianças*. PUC/SP, Col. LEPSI IP/FE-USP, ano V.

Fonseca, S.C. (1994) Afasia: algumas questões. Lier-De Vitto, M.F. (org.). *Fonoaudiologia: no sentido da linguagem*. São Paulo, Cortez Editora.

Fonseca, S. (1998). *Lesão x sintoma: uma questão sobre a causalidade*. São Paulo, Delta, 2, v. 14.

Freud, S. (1979). *A interpretação das afasias*. Tradução de Antônio Pinto Ribeiro. Lisboa, Edições 70. (Original publicado em 1891).

_____. (1990). Estudios sobre la histeria. In: *Obras Completas*. Buenos Aires, Amorrortu. (Original publicado em 1893/1895).

_____. (1990). Formulaciones sobre los dos principios del acaecer psíquico. In: *Obras completas*. Buenos Aires, Amorrortu, v. 12. (Original publicado em 1911).

_____. (1990). Lo inconciente. In: *Obras completas*. Buenos Aires, Amorrortu, v. 14. (Original publicado em 1915a).

_____. (1989). La interpretación de los sueños. In: *Obras completas*. Buenos Aires, Amorrortu, v. 4. (Original publicado em 1900a).

_____. (1989). La interpretación de los sueños. In: *Obras completas*. Buenos Aires, Amorrortu, v. 5. (Original publicado em 1900b).

Lacan, J. (1998). O estádio do espelho como formador da função do eu. In: *Escritos*. Rio de Janeiro, Zahar Editor. (Original publicado em 1936).

_____. (1998). Função e campo da fala e da linguagem em psicanálise. In: *Escritos*. Rio de Janeiro, Zahar Editor. (Original publicado em 1953).

A PSICANÁLISE EM INTERLOCUÇÃO COM A LINGÜÍSTICA E A CLÍNICA DOS DISTÚRBIOS DA LINGUAGEM

Lier-De Vitto, F. (2003). Patologias da Linguagem: subversão posta em ato. In: Nina Virginia de Araújo Leite (org.). *Corpo linguagem: gestos e afetos*. Campinas, Mercado de Letras.

_____. (2004). *Sobre a posição do investigador e a do clínico frente a falas sintomáticas*. Porto Alegre, EDIPUCRS, Letras de Hoje, v. 39, 3, p. 47-60.

Morin, E. (1996). Ciência com Consciência. Editora Bertrand Brasil.

Murray, L. e Trevarthen, C. (1986). The infant's role in mother-infant communications. *Journal of child language*, v. 13, 1.

Piaget, J. (1959). *A linguagem e o pensamento da criança*. Rio de Janeiro, Fundo de Cultura.

Spitz, R. (1991). *O Primeiro ano de vida*. São Paulo, Martins Fontes.

Stern, D. (1992). *O Mundo interpessoal do bebê*. Porto Alegre, Artes Médicas.

Vygotsky, L.S. (1966). *Development of the higher mental functions*. In: @un {*Psychological Research in the USSR.*} Eds. A.N. Leont'ev, A.R. Luria and A. Smirnov. Moscow, Progress Publishers.

Vygotsky, L.S. (1996). *Pensamento e linguagem*. São Paulo, Martins Fontes.

Winnicott, D.W. (2000). Objetos e Fenômenos Transicionais. In: *Da Pediatria á Psicanálise. Obras Escolhidas*. Rio de Janeiro, Imago. (Original publicado em 1951).

_____. (1978). Aspectos clínicos e metapsicológicos da regressão dentro do setting psicanalítico. In: Winnicott, D.W. (org.). *Textos selecionados: Da pediatria à psicanálise*. Rio de Janeiro, Francisco Alves, p. 459-481. (Original publicado em 1955).

_____. (1983). Distorção do ego em termos de falso e verdadeiro self. In: Winnicott, D.W. (org.). *O ambiente e os processos de maturação*: Estudos sobre a teoria do desenvolvimento emocional. Porto Alegre, Artes Médicas, p. 128-139. (Original publicado em 1960).

_____. (1994). A experiência Mãe-Bebê de Mutualidade. In: *Explorações Psicanalíticas*. Porto Alegre, Artes Médicas. (Original publicado em 1969).

DAS RELAÇÕES ENTRE A LINGÜÍSTICA DA ENUNCIAÇÃO E O ESTUDO DA FALA SINTOMÁTICA

Valdir do Nascimento Flores

Introdução

Este texto parte de princípios que são, em certa medida, paradoxais entre si: 1º) interessa à lingüística tudo o que diz respeito à linguagem ou, como diria Jakobson (1974) *"a lingüística interessa-se pela linguagem em todos os seus aspectos — pela linguagem em ato, pela linguagem em evolução, pela linguagem em estado nascente, pela linguagem em dissolução"* (p. 34); 2º) é da natureza da lingüística, de seu ideal de cientificidade, proceder a recortes para a construção do objeto, recortes que operam exclusões ou, como determina Saussure (1975): *"...o ponto de vista cria o objeto"* (p. 15); 3º) a linguagem é inseparável daquele que a usa, ou, como preconiza Benveniste (1988) *"é na linguagem e pela linguagem que o homem se constitui como sujeito"* (p. 286).

Há um aspecto paradoxal nos princípios evocados acima e isso se deve, de um lado, ao fato de o primeiro abrir amplas possibilidades de instauração de objetos para a lingüística e, de outro lado, ao fato de o segundo impor o recorte como condição *sine qua non* da lingüística. Ora, como pode a lingüística se interessar por todos os aspectos da linguagem se o recorte é sua condição? Eis o paradoxo.

Para desfazer esta aparente contradição, é preciso que os princípios sejam colocados numa relação de complementaridade. Assim, pode-se perceber que um não inviabiliza o outro, pois, se é verdade que a lingüística deve se interessar pela linguagem em todas as suas manifestações, não é menos verdade que abordar cada uma depende do ponto de vista, isto é, do recorte. Caso contrário, a lingüística não seria mais que mero desfiar de impressionismos.

Resta ainda falar do terceiro: a aparência paradoxal o atinge de maneira diversa. Este último princípio se estabelece a partir de um recorte: a relação linguagem e sujeito. A diferença é, então, visível: os dois primeiros são proposições acerca da lingüística, do fazer científico; são, pois, afirmações sobre o que se pode, ou não, fazer para manter a legitimidade da ciência; o terceiro emite juízo acerca da linguagem, portanto, sobre algo concebido como objeto, logo, não tem a generalidade dos outros dois. No entanto, é possível propor outra interpretação para o terceiro princípio: a generalidade visada é a do específico. Desse prisma, independentemente da manifestação linguageira estudada e do recorte constituído, pode-se dizer que é da linguagem no homem e da sua capacidade de se propor como sujeito que se está sempre a falar.

Em resumo, é de suma importância para os propósitos deste texto que a lingüística não descarte *a priori* nenhuma manifestação da linguagem (o primeiro princípio); que todo o recorte de estudo, desde que claramente exposto, seja considerado legítimo (o segundo princípio); que o sujeito integre a definição de linguagem (o terceiro princípio). Eis o conjunto formado pelos três princípios antes evocados.

Valendo-me disso, é possível apresentar o objetivo que tenho, qual seja, abordar aspectos lingüísticos referentes à patologia da linguagem. Esse objetivo integra-se a outro de maiores proporções e que será, por ora, apenas anunciado: delinear os princípios epistemológicos de uma lingüística própria ao tema da patologia e, por esse viés, à clínica da fala desviante. Observe-se que tais objetivos inscrevem-se claramente nos princípios de Jakobson e Saussure. Nestes objetivos faço intervir, transversalmente, uma concepção de linguagem que contempla a inscrição do sujeito na língua, tal como lembra Benveniste.

Pois bem: o interesse maior é apresentar algumas considerações acerca de uma lingüística que tome a linguagem pelo que ela tem de singular — no caso, a patologia —, que fundamente um ponto de vista geral sobre a linguagem e, enfim, que se instaure a partir da suposição de um falante-ouvinte "não ideal".[15] A isso somo o interesse expresso no título deste texto: busco fundamentar uma lingüística própria à *clínica* da fala sintomática[16] que, no meu entendimento, precisa contemplar os aspectos enunciativos da linguagem.

---

[15] Este termo tem a função de marcar, pela negação que carrega, o lugar epistemológico do qual falo. Não se trata, portanto, de crítica ao pensamento chomskyano, mas de recurso de elucidação. Em outras palavras, interessa a este trabalho o que é circunscrito pela negação.

[16] O leitor verá que serão usados indistintamente termos como *patologia de linguagem, sintoma de linguagem, fala sintomática* e *fala desviante*. Com isso não se quer dizer que tais termos são sempre sinônimos, mas que, tal como são apresentados aqui, têm certa equivalência. Evidentemente, como deve ficar claro no texto, não se trata de tomar o patológico apenas por oposição a um estado de saúde que, articulado a determinados sinais, configura um todo que é a doença. Prefere-se, aqui, articulá-lo à palavra *sintoma*, numa acepção inspirada pela psicanálise lacaniana, que tem a particularidade de não assinalar um significado generalizável. Nessa acepção, o *sintoma* está articulado ao sujeito que enuncia, portanto, revelador não de uma doença, mas de uma posição que o sujeito ocupa na sua própria fala.

Sobre linguagem e patologia

O tema que dá título a este item será abordado a partir de duas indagações. A primeira (cf. Quantificação e patologia da linguagem) — tomada de Canguilhem em seu O *normal e o patológico* (1943-2002) — questiona se o estado patológico é apenas uma modificação quantitativa do estado normal. A segunda (cf. A lingüística e a invariância do patológico) — formulada especificamente para os objetivos deste estudo — quer saber se a dupla normal/patológico, quando aplicada à linguagem, circunscreve alguma invariância.

Tais indagações, juntas, delimitam um ponto nodal para todos os que se ocupam da relação entre linguagem e patologia, qual seja, saber em que circunstâncias cabe dizer que a manifestação lingüística de um falante está fora do ideal esperado. Conseqüentemente, isso toca, mesmo que pela tangente, em problemas relativos às instâncias preventiva, diagnóstica e terapêutica de clínicas em que a linguagem esteja implicada.

Quantificação e patologia da linguagem

Qual a diferença entre a troca/falha lingüística cometida por um afásico e a que qualquer falante produz no uso cotidiano de sua língua? Essa questão — inerente à primeira indagação, a que questiona se o estado patológico é apenas uma modificação quantitativa do estado normal — mereceu destaque no estudo de Freud sobre as afasias. Diz ele:

> *a parafasia observada em alguns doentes* **não** *se distingue em nada daquela troca ou mutilação de palavras que quem é saudável pode*

DAS RELAÇÕES ENTRE A LINGÜÍSTICA DA ENUNCIAÇÃO E O ESTUDO DA FALA SINTOMÁTICA 65

encontrar em si próprio em caso de cansaço ou de atenção distraída ou sob a influência de estados afectivos que o perturbam... (Freud, 1891-1979, p. 35). [grifo meu]

Em *A interpretação das afasias* (1891-1979), Freud — tomando por interlocutores, principalmente, Wernicke e Broca — busca refutar hipóteses presentes na *teoria das localizações cerebrais* que circunscrevem as funções do sistema nervoso a regiões anatomicamente determinadas.

Voltarei, adiante, a falar do texto de Freud. Por ora, interessa pontuar os efeitos que a suspensão da dicotomia normal/patológico, contida na afirmação de Freud, provoca na lingüística. Em princípio, parece que essa suspensão decorre do fato de Freud supor certa similaridade entre duas enunciações — a normal e a afásica — que são, geralmente, opostas entre si. Meu propósito nesse retorno a Freud, portanto, é evidente: a lingüística, em muitas de suas vertentes, prioriza um relacionamento quantitativo com dados da patologia de linguagem ou, quando não faz isso, retira-a da sua relação com o sujeito que enuncia, optando por uma abordagem diluidora do que é próprio ao sintoma da linguagem. Em ambas não está suspensa a diferença normal/patológico.

Em linhas gerais, a patologia de linguagem tem sido duplamente abordada no campo da lingüística: de um lado, por aqueles que acreditam numa autonomia do objeto, seja intralingüístico, seja cognitivo; de outro lado, por aqueles que, buscando ultrapassar o imanentismo, dissolvem a língua num complexo "social", onde ela adquire *status* de interação de ordem comunicacional. As duas estão, cada uma a seu modo, em oposição ao que diz Freud.

É nesse sentido que a pergunta de Canguilhem parece adquirir importância maior. Em outras palavras, admitindo-se a tese freudiana de que não há diferença de "qualidade" entre a falha do afásico e aquela feita por alguém "sob a influência de estados afetivos" perturbadores, caberia dizer que a diferença é de quantidade? Em caso positivo, a consideração do que viria a ser, ou não, o patológico seria decorrente de padrões estatísticos que indicassem linhas divisórias — que, em modelos mais sofisticados, poderiam receber matizes escalares — entre o normal e o patológico?

Canguilhem fala da oposição, ainda hoje verificável, entre uma "representação ontológica", localizante, da doença e uma concepção "dinâmica", hipocrática. O ponto em comum de ambas é que há duas qualidades: a do normal e a do patológico. Assim, doença e saúde, patológico e normal, diferem entre si como uma qualidade difere de outra, seja pela presença ou ausência de princípios definidos, seja pela reestruturação da totalidade orgânica.

No entanto, essa diferença de qualidade entre normal e patológico não foi de fácil sustentação na história do pensamento moderno, segundo Canguilhem, devido a ausência de ancoragem em dados sintomáticos estáveis que permitissem uma classificação nosográfica. A conseqüência disso é que a teoria das relações normal/patológico passa a ser abordada em termos de variação quantitativa dos fenômenos fisiológicos a ela ligados. O patológico passa a ser designado a partir do normal: *"essa teoria não defende absolutamente a tese de que saúde e doença sejam opostos qualitativos, forças em luta, apesar de conservar a confiança tranqüilizadora que a teoria ontológica deposita na possibilidade de vencer tecnicamente o mal"* (Canguilhem, 2002, p. 22).

A partir disso, cabe voltar a Freud para buscar entender os motivos que o levaram a recusar uma abordagem quantitativa do patológico sem, no entanto, dilui-la em algo de natureza qualitativa comunicacional. Em linhas gerais, Freud considera que "...*o aparelho de linguagem responderia de forma solidária, demonstrando enfraquecimento em sua função mas não em suas partes isoladas*" (Garcia-Roza, 2001, p. 25). Assim, é possível discutir a determinação da lesão orgânica e da suposta causalidade mecânica em centros específicos. Freud fala de *perturbação funcional* e não de localização. Esse termo designa, no contexto da teoria freudiana, a relação entre determinados efeitos e o funcionamento global do aparelho, excluindo uma concepção localizacionista. Em resumo,

> *não há relação de causalidade entre o fisiológico e o psíquico, mas um paralelismo ou uma correspondência entre o processo fisiológico sensorial, o processo nervoso no nível cortical e o processo psicológico que é o registro próprio da representação* (Garcia-Roza, 2001, p. 35).

Enfim, Freud atenua/suspende a oposição normal/patológico a partir da consideração de que a afasia é *um sinal de funcionalidade reduzida* muito semelhante a determinados usos comuns da linguagem. Para Freud, o "erro" é inerente à linguagem e a lesão não faz mais que acentuar algo da natureza da linguagem. Importa, porém, ver que, nesse caso, não se trata de dizer que o normal contém o patológico, ou mesmo que este seja um prolongamento, para além dos limites de variação aceitáveis, do funcionamento normal. A diferença entre o que é da ordem do normal e o que é da ordem do patológico, em Freud de *A interpretação das afasias* é da ordem da posição que o sujeito ocupa com relação ao que diz. O fenômeno lingüístico — a troca, o erro —, pura e simplesmente, é igual com ou sem a afasia, não obstante, diferencie-se quanto ao sentido que tem.

Logo, não se trata de pensar que o estado patológico difere do normal por uma questão de intensificação (quantitativa) dos fenômenos implicados na sintomatologia, nem por uma "perda" de qualidade do que é dito, nem mesmo por diferenças estruturais dos fenômenos, uma vez que o motor e o sensorial estão integrados desde uma posição que o sujeito ocupa na língua, desde o sentido que aquilo que diz possa produzir.

Com essa resposta, gostaria, por enquanto, de aproximar a lingüística que proponho para abordar o patológico na linguagem do pensamento freudiano. Grosso modo, e guardadas as proporções, a lingüística da enunciação (cf. Flores; Teixeira, 2005) está para as lingüísticas atuais na mesma situação que se encontrava Freud, quando da criação da psicanálise, relativamente à psiquiatria de sua época. Na lingüística que considera a enunciação, a especificidade do patológico, ou talvez fosse melhor dizer, do sintomático, não reside na sua quantificação, nem na sua qualidade frente a um ideal de fala, mas no sentido que é produzido.

A LINGÜÍSTICA E A INVARIÂNCIA DO PATOLÓGICO

A segunda indagação — a que pergunta se a díade normal/patológico circunscreve alguma invariância — é de fundamental interesse, já que remete, de imediato, ao próximo item.

Vale dizer, em primeiro lugar, que não parece justo afirmar que a lingüística não tem se interessado pelo estudo da patologia de linguagem. Facilmente, encontramos estudos lingüísticos que versam sobre a patologia de linguagem. São contemplados aspectos de aquisição desviante, neurolingüísticos, psicolingüísticos, desenvolvimentistas, entre outros. No entanto, pode-se verificar que o patológico não integra a configuração epistemológica da lingüística, ou seja, "*a polaridade normal/ patológico não faz parte do programa científico da lingüística*" (Lier-De Vitto, 2001, 247). Em outras palavras, os estudos lingüísticos em torno da patologia não apreendem o dado num quadro teórico-metodológico que dê *status* diferenciado ao patológico. Contrariamente a isso, o que se vê é uma espécie de "normalização do dado", descrevendo-o menos como singularidade de fala de um sujeito, e mais como "especificidades" obtidas a partir de recorrências.

Em segundo lugar, e tomando como exemplo o caso específico da fonoaudiologia — clínica de especial interesse para o que estou chamando de *clínica da fala desviante* —, não deixa de causar espécie a existência de uma "voz" geral que coloca a fonética e a fonologia como as áreas da lingüística de maior interesse para o trabalho com a linguagem no campo do patológico. Parece haver um acordo tácito de que a lingüística deve comparecer no campo do patológico com um saber já constituído. Em outras palavras, a lingüística que se espera encontrar nos currículos dos cursos de fonoaudiologia, apenas para citar esses, é sinônima de fonética e fonologia. Em se tratando do contexto brasileiro, é bem verdade que, atualmente, aspectos pragmáticos, textuais, interacionais, discursivos, entre outros, também têm integrado as grades curriculares desses cursos. Essa pluralidade é bem-vinda.

Evidentemente, não se está querendo excluir disciplinas ou mesmo hierarquizá-las quanto à aptidão para se integrarem em discussões acerca dos aspectos ligados à patologia de linguagem. O que se quer chamar a atenção é a forma como a lingüística tem dialogado com a fonoaudiologia e, por aí, com a patologia de linguagem. Esta forma não inclui questionamentos sobre as bases epistemológicas da lingüística. Os dados marcadamente sintomáticos são investigados numa atitude científica que planifica diferenças de sentido. Na verdade, a lingüística não se pergunta que sentido tem, para quem fala, a falha.

Cabe, então perguntar: como a lingüística tem estudado o patológico? Que estatuto epistemológico dados oriundos de fala sintomática têm recebido na lingüística? Tais perguntas indagam-na quanto aos métodos utilizados, ao objeto constituído e aos conceitos primitivos que conduzem a investigação própria ao campo. Enfim, elas colocam em relevo as dificuldades de se optar entre trabalhar com formas simples ou com formas complexas.

Desde que se busque dar conta de uma transversalidade dos dados ou se procure referi-los a quadros comparativos, mesmo que longitudinais, o sujeito é destituído da posição de locutor e sua fala passa a integrar outro sistema de nomeações: o da invariância. Tem-se, assim, o "quadro" das ocorrências, a tipificação dos "erros", a tabulação dos dados. Por outro lado, quando a fala é vista na singularidade daquele que a proferiu é sempre no terreno da invariância que se está.

A título de ilustração, observe-se os passos a seguir, comuns em trabalhos que busquem apresentar especificidades sintáticas de alguma patologia (Síndrome de Down, por exemplo). Não é difícil de serem encontrados, na lingüística atual, os seguintes procedimentos, não necessariamente simultâneos nem mesmo nesta seqüência: a) observação de características sintáticas de produções lingüísticas escritas (em escolas, p.ex.) ou orais (em situação de entrevistas, p.ex.) de um grupo com número significativo de integrantes (sujeitos da pesquisa) — a coleta também pode ser feita a partir da aplicação de testes específicos; b) constituição de grupos de controle (com informantes normais); c) estabelecimento de comparações entre os dois grupos; d) comparações com testes psicológicos de QI para se obter um quadro de desenvolvimento cognitivo; e) acresce-se a isso a escolha de um quadro teórico com ênfase para o inatismo, já que a Síndrome de Down decorre de cópia adicional de um segmento do braço longo do cromossomo 21. A partir disso, pode-se concluir algumas invariâncias a respeito de um padrão característico da linguagem na patologia em questão, permitindo, assim, o estabelecimento de graus de severidade do problema.

Eis a forma como, em geral, a lingüística aborda o patológico: desde o lugar da repetibilidade, compatível com o quadro da ciência no qual está inscrita. Nesse caso, a invariância obtida permite falar da patologia num sentido geral e mesmo generalizante. São desprezados, ao menos para compor este "quadro geral", dados de variação individual, velocidades diferenciadas de desenvolvimento e aquisição etc.

A lingüística, historicamente, vincula-se a um tratamento binário da língua/linguagem, evitando estender os limites de sua investigação para além da repetibilidade. O patológico ameaçaria a lingüística neste ponto: o da suspensão da variação.

Assim, penso que a lingüística que pode produzir algo tendo em vista a patologia de linguagem deve, em tese, problematizar o quadro da invariância. A lingüística da enunciação, tal como decorre do pensamento de Émile Benveniste, por exemplo, é uma tentativa importante de inclusão nos estudos da linguagem, da singularidade da representação do sujeito na língua, isto é, da variação.

Trata-se, no terreno da enunciação, da abordagem de um objeto no campo da irrepetibilidade. A enunciação é sempre única e irrepetível, porque a cada vez que a língua é enunciada têm-se condições de tempo (agora), espaço (aqui) e pessoa (eu/tu) singulares. Assim, cada análise da linguagem é única também. É da ordem do repetível apenas a organização do sistema da língua. Por exemplo, quando Émile Benveniste, em "O Aparelho formal da enunciação", estabelece as marcas (o aparelho) que possibilitam a enunciação da língua pelo sujeito, ele demonstra, na estrutura da língua, quais são esses mecanismos, ao menos para o francês: o tempo dos verbos, a pessoa nos pronomes, os advérbios etc. Ou seja, o pronome *eu* sempre designa aquele que fala (aparelho formal, ordem do repetível), mas sempre terá uma referência diferente a cada instância em que é enunciado (a enunciação, ordem do irrepetível). Assim sucessivamente: as marcas morfológicas do presente do indicativo designam o tempo presente, no entanto, um tempo sempre novo a cada enunciação. O diferencial da lingüística da enunciação: prever na língua o lugar da irrepetibilidade dela mesma. E isso pode ter uma gama bem variada de aplicabilidade.

LINGÜÍSTICA E CLÍNICA: A PROPÓSITO DA SINGULARIDADE DO HOMEM NA LÍNGUA

Tenho defendido que a lingüística que interessa à clínica da fala desviante deve ter uma escrita própria (cf. Flores, 2005). Com isso, quero dizer que tal lingüística decorre de recorte específico, cuja configuração epistemológica ainda está por ser traçada. Em outras palavras, o ponto de vista criador de um objeto, como diria Saussure, que inclua as questões de patologia ainda está por ser feito. Como foi dito acima, a forma como a patologia compareceu no escopo da lingüística não a interrogou epistemologicamente. Isso, porém, não impede que se diga algo, ao menos em termos programáticos.

Primeiro: penso que a lingüística própria à clínica da fala desviante não pode abdicar da figura do locutor. Tal obviedade carece maior esclarecimento: parece evidente que a patologia diz respeito à dimensão de uso da linguagem e também àquele que a usa. Ora, se por um lado, é verdade que detectar (descrever, explicar, classificar) "erros" do uso da língua é tarefa que, de certo modo, a lingüística já tem feito, por outro lado, não se pode negar que esta forma de abordar os ditos "erros" pouco diz da singularidade da fala de um sujeito e de como ele se enuncia nesta língua. Em outras palavras, a lingüística que incluir em seu objeto a patologia, não pode ignorar que o sintoma de linguagem não é separado daquele que o enuncia.

Segundo: não basta que o locutor compareça no escopo da lingüística; é necessário que o faça desde a suposição de um quadro não-simétrico da enunciação. É preciso lembrar que incluir aspectos pragmáticos, discursivos, textuais etc. no campo da lingüística já é procedimento consagrado entre os estudos da linguagem. Porém, no caso da patologia de linguagem, trata-se de colocar o processo em relevo e não o produto. É de suma importância poder "ouvir" a enunciação do locutor na língua e como, por esse ato, ele se propõe como sujeito.

Nesse sentido, o não-simétrico diz respeito ao fato de os sujeitos se proporem como tal, a partir da própria fala na relação com o outro — e isso se dá com ou sem patologia. Mas que não se veja aí simetria com o outro. É Benveniste quem explica: *"eu' é sempre transcendente com relação a 'tu'"*, ao que Dufour acrescenta: *"'eu' se desvanece em sua evidência mesma, deixando em aberto a questão de sua própria existência. Um princípio que resolve a si mesmo é um princípio inapreensível"* (Dufour, 2000, p. 84). Enunciar é, assim, um exercício de troca do uso de "eu", troca esta que somente é possível no exercício da língua, ou seja, enunciar é admitir a possibilidade de se propor como "eu" e por este ato mesmo propor o outro como "tu", sabendo-se desde sempre que isso implica submeter-se à fugacidade do lugar — imaginário, certamente — do "eu". Eis o paradoxo da enunciação: não se pode ser sujeito sem ocupar o lugar de "eu", mas é necessário abandoná-lo em favor do "tu", no instante mesmo em que o "eu" quer ser "eu". Assim, parece que a lingüística da enunciação tem algo a dizer sobre a enunciação do que chamei antes de "falante-ouvinte não-ideal".

Terceiro: do que foi dito deriva observação não menos importante: a incidência das teorias enunciativas na lingüística interpelou-a numa tradição especial: a da concepção de sujeito. Isso se deu na medida em que o sujeito passou a fazer parte do programa da lingüística, não como um "em si", mas como uma representação.

O objeto da lingüística da enunciação, apesar de vinculado à dicotomia saussuriana *langue/parole*, não deriva nem da sua negação, nem da sua afirmação absoluta. É antes na falta de crença na distinção implicada na dicotomia que reside o concernente especificamente à lingüística da enunciação. Em outras palavras, os fenômenos estudados nas teorias da enunciação pertencem à língua, mas não se encerram nela; pertencem à fala à medida que só nela e por ela têm existência, e questionam a existência de ambos, já que emanam dos dois.

Quarto: a fundação da lingüística como saber é o que estará sempre em pauta, quando a questão é sujeito e patologia. Ora, a lingüística da enunciação interessa à tríade linguagem/sujeito/patologia, na justa medida em que a psicanálise também. Essa comparação — inusitada para alguns — deveria ser mais bem explicada. Por enquanto, limito-me a lembrar que a descoberta freudiana do inconsciente também interpelou o saber médico de seu tempo com relação ao sujeito e, por esse viés, problematizou a concepção de ciência. A psicanálise, ao conceber o inconsciente, supôs que existe o inconsciente para todo o sujeito — e isso é uma proposição universal —, no entanto, a estruturação psíquica é algo absolutamente singular. Da mesma forma, guardadas as proporções, a existência dos mecanismos de enunciação (o aparelho, diria Benveniste) é universal — é inconcebível uma língua que não o tenha —, no entanto, o uso que é feito dele é sempre singular.

Há, sem dúvida, lugar para a patologia neste ínterim. Ao constituir um "novo" campo, Benveniste formulou pressupostos que não são refratários à fala sintomática, aquela que Freud reconheceu em afásicos e em pessoas "*sob a influência de estados afectivos*" perturbadores.

Quinto: a lingüística da enunciação se interessa pela linguagem em todos os seus aspectos, como diria Jakobson, porém a apreende no quadro da irrepetibilidade, próprio à enunciação. Assim, a falha, o patológico, entre outras singularidades da língua, são enunciações que se mostram no simbólico, porque são articuladas ao sujeito como instância do singular. O regular que a falha possa suscitar não evoca mais que a posição imaginária de unificação da linguagem. A falha na linguagem é a descontinuidade imaginária da qual tudo não se pode dizer.

Considerações finais

A partir dos princípios, gerais e incipientes, aqui apresentados, resta dizer que nenhum dos mecanismos que determinam a significação é estranho aos mecanismos da língua.

O que uma lingüística da enunciação que dá lugar ao patológico produz em termos epistemológicos é a possibilidade de, a partir da incompletude, da indefinição fundante do objeto, da flutuação entre transparência e opacidade, substituir termos caros à lógica binária por termos que nomeiam um objeto que é refratário ao objetivismo. A enunciação, nestes termos, permite falar de um pluralismo interpretativo, de uma pluralidade do possível, ou ainda, de uma pluralidade enunciativa.

Enfim, a lingüística da singularidade do homem na língua não se surpreende quando o poeta diz:

> *"Queria que minha voz tivesse um formato de canto.*
> *Porque eu não sou da informática:*
> *Eu sou da invencionática.*
> *Só uso a palavra para compor meus silêncios."*
>
> Manuel de Barros. "O Apanhador de desperdícios". *In: Memórias inventadas: a infância.*

Referências bibliográficas

Arantes, L. (2001). Diagnóstico e clínica de linguagem. *Tese de Doutorado*. São Paulo, PUC/SP.

Benveniste, E. (1988). *Problemas de lingüística geral I*. Campinas, SP, Pontes.

_____. (1989). *Problemas de lingüística geral II*. Campinas, SP, Pontes.

Canguilhem, G. (2002). *O normal e o patológico*. Rio de Janeiro, Forense Universitária.

Dufour, D-R. (2000). *Os mistérios da trindade*. Rio de Janeiro, Companhia de Freud.

Flores, V. (1999). *Lingüística e psicanálise: princípios de uma semântica da enunciação*. Porto Alegre, EDIPUCRS.

_____. (2005). A lingüística na clínica de linguagem. In: Lamprecht, Regina (org.). *Pesquisas em aquisição da linguagem*. Porto Alegre, RS, EDIPUCRS, v. 1, 1.

Flores, Valdir do Nascimento & Teixeira, Marlene. (2005). *Introdução à lingüística da enunciação*. São Paulo, Ed. Contexto.

Freud, S. (1979). *A interpretação das afasias*. Lisboa, Edições 70.

_____. (dez/2001). Princípios para a definição do objeto da lingüística da enunciação: uma introdução (primeira parte). In: *Letras de Hoje*. EDIPUCRS, v. 36, 4.

Garcia-Roza, L.A. (2001). *Introdução à metapsicologia freudiana*. Rio de Janeiro, Jorge Zahar.

Jakobson, R. (1974). *Lingüística e comunicação*. São Paulo, Cultrix.

_____. (1985). *Diálogos*. São Paulo, Cultrix.

Lier-De-Vitto, F. (2001). Sobre o sintoma — déficit de linguagem, efeito da fala do outro, ou ainda...? In: *Letras de Hoje*. Porto Alegre, EDIPUCRS, v. 36, 245-251.

Lemos, C. (1998). Os processos metafóricos e metonímicos como mecanismos de mudança. In: *Substratum: mecanismos de mudanças lingüísticas e cognitivas*. Porto Alegre, Artes Médicas, v. 1, 3.

Saussure, F. (1975). *Curso de lingüística geral*. São Paulo, Cultrix.

A CLÍNICA FONOAUDIOLÓGICA: DA PRÁTICA À CONSTRUÇÃO DE FUNDAMENTOS TÉORICO-METODOLÓGICOS

Denise Terçariol

Os primeiros cursos de graduação em fonoaudiologia no Brasil datam da década de 1960 e formavam o fonoaudiólogo a partir dos mesmos fundamentos que alicerçavam as práticas da medicina e da educação.

Ainda na década de 1980, a sustentação teórica que inspirava as práticas fonoaudiológicas se caracterizava predominantemente por uma bibliografia estrangeira e, nas prateleiras das livrarias, encontravam-se poucos volumes em português produzidos por fonoaudiólogos.

Pouco a pouco este panorama foi sendo modificado, na medida em que os fonoaudiólogos brasileiros foram aprofundando seus estudos e conhecimentos, a fim de responder as demandas que se apresentavam no seu dia-a-dia profissional. Neste processo de busca por elementos teórico-científicos que explicassem e justificassem a prática fonoaudiológica iniciou-se a produção científica específica da fonoaudiologia brasileira, principalmente por meio da produção de dissertações de mestrado e teses de doutorado. Estas produções ganharam maior expressão a partir do final da década de 1980 e muitas delas se transformaram em livros ou artigos publicados em periódicos.

Considerando-se que as crianças com dificuldades de linguagem por muito tempo se constituíram como a maior clientela atendida pelo fonoaudiólogo, estudos da área da aquisição da linguagem produzidos, tanto por lingüistas quanto por psicólogos, passaram a nortear as reflexões dos fonoaudiólogos que ansiavam por compreender e explicar as cenas clínicas vivenciadas nos seus espaços de trabalho.

Neste contexto, as diferenças entre os fundamentos das teorias de linguagem ganharam destaque em inúmeras dissertações de mestrado (principalmente aquelas produzidas na década de 1990). Junto às discussões sobre estas teorias emergiram também as reflexões e a busca por fundamentos teóricos sobre concepções de sujeito, pois o papel do fonoaudiólogo e do paciente no processo terapêutico também foi problematizado. Nestas produções, as técnicas tradicionalmente utilizadas no trabalho com os pacientes também foram (re)visitadas.

Muitos destes trabalhos foram produzidos pela metodologia de Estudo de Caso, a qual possibilita a descrição detalhada dos acontecimentos particulares e singulares das cenas clínicas e, por sua vez, abre espaço para a teorização sobre os mesmos.

Desta forma, a problematização dos eventos clínicos da área fonoaudiológica que sustentaram estes estudos, a meu ver, deu origem a fecundação de fundamentos teórico-metodológicos próprios da fonoaudiologia; deu origem à fecundação de sementes para a construção de uma teoria de clínica da fonoaudiologia. A própria natureza do fazer clínico demanda do profissional não apenas um conhecimento "estático" acerca de um padrão desviante de comunicação, como por exemplo, um conhecimento sobre as causas, características, prevalência ou incidência de

A CLÍNICA FONOAUDIOLÓGICA: DA PRÁTICA À CONSTRUÇÃO DE FUNDAMENTOS... 81

uma determinada patologia; ele demanda do profissional "um saber" sobre como agir diante da pessoa que apresenta 'transtornos" no seu estado de saúde. Nesta perspectiva, o clínico necessita de uma teoria que lhe abra possibilidades para, minimamente, articular conhecimentos sobre patologia e tratamento. Neste sentido, teoria e método precisam estar imbricados. Abre-se aí a possibilidade da construção de uma teoria da clínica fonoaudiológica.

Para pensar a relação teoria e prática — essencial para a clínica, tomo como exemplos teorias de aquisição da linguagem. Qual seja ela (comportamentalista, cognitivista, inatista ou interacionista), por si só, não fornece os ingredientes necessários para a realização da prática clínica; pois, o que uma teoria de aprendizagem diz sobre o modo pelo qual o clínico deve realizar uma entrevista inicial ou anamnese? O que uma teoria de aquisição de linguagem diz sobre o modo pelo qual o clínico deve se comportar frente a uma situação de resistência da criança diante do tratamento? Muitas outras indagações poderiam ser apresentadas aqui e a resposta seria que estas teorias não fornecem os ingredientes necessários para a realização das intervenções que o contexto clínico impõe ao profissional.

Entende-se, portanto, que não se trata simplesmente de somar diferentes referenciais teóricos (de linguagem, de sujeito, de patologia, de epidemiologia etc.), mas reconstrui-los e recriá-los a partir das demandas próprias da clínica fonoaudiológica. Por isto, então, anteriormente ressaltei a fecundação de sementes, com vistas à construção de uma teoria de clínica própria da fonoaudiologia.

É a partir deste raciocínio que neste capítulo estarei apresentando dois modos distintos de relacionar teoria e método na área da fonoaudiologia. Não tenho a intenção de apresentar propostas sobre o atendimento clínico fonoaudiológico; longe disto, o meu objetivo é retratar as concepções de clínica que nortearam as dissertações de mestrado e doutorado produzidas pelos fonoaudiólogos na década de 1990. Para tanto, a minha dissertação de mestrado (Cordeiro, 2000) subsidiará a seqüência deste capítulo.

Sobre o método de investigação

Na minha dissertação de mestrado objetivei identificar e caracterizar como a clínica fonoaudiológica vem dando sentido à inclusão dos pais no atendimento de crianças com sintomas de linguagem. A pesquisa se configurou como bibliográfica e teve como fonte de consulta, produções de mestrado e doutorado produzidas por fonoaudiólogos brasileiros durante a década de 1990. Levantei todos os títulos dos referidos estudos realizados nas quatro escolas do Brasil que ofereciam programas de mestrado e/ou doutorado específicos da área fonoaudiológica, o que totaliza trezentos e setenta e oito trabalhos. Destes títulos, selecionei os que estavam relacionados ao tema da pesquisa, o que constituiu a "Fonte Documental Consultada" do referido estudo. Realizei leituras minuciosas e atentas destes trabalhos, o que resultou na compreensão de que os mesmos sinalizam dois modos distintos de se conceber a clínica fonoaudiológica; estes modos foram nomeados por mim, nesta dissertação, como clínica da objetividade e clínica da subjetividade. É sobre eles, portanto, que pretendo dar seqüência a este capítulo.

A CLÍNICA FONOAUDIOLÓGICA: DA PRÁTICA À CONSTRUÇÃO DE FUNDAMENTOS... 83

Antes, porém, faz-se necessário destacar que, para configurar estes dois modelos de clínica, parti do seguinte princípio: os modos de conceber a clínica estão diretamente relacionados às concepções de sujeito, linguagem, patologia/sintoma e cura delineados pelos autores ao longo dos trabalhos consultados.

SOBRE A CLÍNICA DA OBJETIVIDADE

O modelo denominado *clínica da objetividade* inaugurou a fonoaudiologia brasileira e está submetido ao discurso médico-pedagógico. Este discurso, por sua vez, tenta responder aos pressupostos do método positivista que, em linhas gerais, postula a necessidade de se quantificar e mensurar os objetos investigados no campo científico. Desta maneira, a clínica fonoaudiológica, no que diz respeito à área da linguagem, vem sendo configurada como um espaço de verificação, constatação e correção dos "erros de linguagem" dos sujeitos que nela se apresentam; este modelo de clínica vem sendo denominado por alguns fonoaudiólogos, como clínica da objetividade, clínica da verificação e da constatação e, clínica de discursos e saberes sobre a doença, o erro e a correção.

A idéia de normatização do código lingüístico brasileiro proveniente da década de 1930 (conforme estudo de Neto, 1988), e o encontro da fonoaudiologia com a "lingüística das formas"[17] têm resultado em uma maneira específica de se entender e caracterizar os "problemas de linguagem"[18] apresentados pelas

---

[17] Expressão usada por Palladino (1999).

[18] Estes problemas encontram-se atrelados aos sintomas que motivam os pais a buscarem a terapia fonoaudiológica para os seus filhos, ou seja, geralmente o "não falar" ou o "falar errado" (Palladino, 1999).

crianças, e contribuído para a configuração deste modelo clínico. Assim, a referência para o diagnóstico de linguagem e para a correção dos "erros de linguagem" é um ideal de língua, em que a subjetividade da linguagem não é tomada como ponto de reflexão. Dizendo de outra forma, o exame de linguagem do paciente em questão é realizado "*a partir da utilização de testes/provas e/ ou situações informais lingüisticamente controladas*" (Palladino, 1999), que visam a realização de tarefas lingüísticas. A análise destes resultados é feita a partir da "*descrição dos sistemas fonético-fonológico, morfo-sintático, semântico e pragmático encontrados nos níveis de emissão e de recepção*" (Palladino, 1999). Neste modo de diagnosticar os problemas de linguagem das crianças o que se busca é a identificação de "erros" de fala ou de linguagem considerados como desviantes em relação à norma lingüística ideal para uma boa comunicação. A linguagem, nesta concepção de clínica, é entendida apenas como veículo de comunicação, sendo a própria clínica fonoaudiológica concebida como espaço para "se fazer consertos"[19] desta comunicação.

Neste modo de conceber a clínica, os sintomas de linguagem apresentados pelas crianças são interpretados à luz do modelo médico-pedagógico. Isto é, num primeiro momento, a partir da investigação anamnésica, se recolhem os episódios que podem estar relacionados ao "erro de linguagem" e, desta forma, os fatos de natureza orgânica da história da criança são tomados como fundamentais para o diagnóstico. Em seguida, parte-se para a avaliação da criança, a qual é sustentada basicamente pela investigação do funcionamento dos órgãos fonoarticulatórios e, a linguagem por sua vez, vista e descrita a partir de duas categorias:

---

[19] Expressão usada por Tassinari (1998).

compreensão e expressão. Nesta investigação, testes de natureza estritamente quantitativos e classificatórios permeiam o exame de linguagem, entre eles: atenção, discriminação e memória auditiva; repetição de sílabas, vocábulos e frases; nomeação e identificação de objetos; descrição de figuras; complementação de frases etc. Nesta perspectiva elege-se a "categoria" mais prejudicada e dá-se início à terapia de linguagem.

Seguindo os mesmos moldes da avaliação, o tratamento é permeado por exercícios de repetição de palavras, frases etc. e o foco do trabalho é dirigido principalmente aos subsistemas fonológico/fonético do sistema lingüístico. Os exercícios dos órgãos fonoarticulatórios muitas vezes também são tomados como prioritários no tratamento, uma vez que se entende que o bom funcionamento dos mesmos possa ser pré-requisito para o desenvolvimento de linguagem da criança (Frazão, 1996).

Ainda em relação a procedimentos diagnósticos (anamnese e exame da criança), os fundamentos originados do campo médico encontram-se presentes, isto é, o método anátomo-clínico e o critério classificatório das doenças (Fonseca, 2000).

Tanto os procedimentos da avaliação quanto do tratamento têm sua origem nos fundamentos da prática pedagógica, e assim, a idéia de que a criança aprende a linguagem a partir do condicionamento operante tal como proposto por Skinner,[20] permeia a grande maioria dos procedimentos da terapia de linguagem.

Nestes moldes, o que se objetiva na terapia fonoaudiológica de crianças com sintomas de linguagem é, respectivamente, a adequação e a eliminação do sistema lingüístico e do sintoma de

---

[20] B.F.Skinner, principal representante da abordagem comportamentalista. Para este autor a linguagem é um comportamento verbal aprendido a partir de três acontecimentos: estímulo, resposta e reforço (Skinner, 1978).

linguagem. Por sua vez, o padrão lingüístico adotado como modelo para o êxito da terapia é aquele de um "falante ideal".[21] Nesta concepção, a linguagem é quantificada e mensurada, objetivando-se, assim, alcançar as leis universais e invariáveis do método positivista.

Neste modelo de clínica, a linguagem é tomada como "resultado" do desenvolvimento motor, sensorial e cognitivo e, ao mesmo tempo, descrita apenas como código comunicativo. Nas práticas abordadas anteriormente, não há lugar para a emergência do sujeito, uma vez que nos procedimentos clínicos, o sujeito é deixado de fora, frente a um modelo ideal de língua e de falante. O que está em jogo é, principalmente, a questão da articulação dos sons de uma língua, a partir das experiências sensoriais e motoras da criança (Frazão, 1996).

SOBRE A CLÍNICA DA SUBJETIVIDADE

O outro modelo de clínica, denominado *clínica da subjetividade*, nasceu mais tarde e é derivado do diálogo da fonoaudiologia com outras disciplinas e teorias, que se distanciam do modelo positivista. Entre elas: o interacionismo brasileiro, tal como proposto por De Lemos e col.; a análise do discurso de linha francesa; e a psicanálise.

Neste modelo clínico, a linguagem é pensada como funcionamento simbólico, e não como instrumento de representação de conteúdos cognitivos, psíquicos e biológicos. Ela é entendida

---

[21] Relativo ao modelo inatista de aquisição de linguagem proposto por Noam Chomsky. Para este autor a criança não aprende a linguagem, mas a adquire desenvolvendo os princípios da gramática universal, a qual é inata (Chomsky, 1978).

A CLÍNICA FONOAUDIOLÓGICA: DA PRÁTICA À CONSTRUÇÃO DE FUNDAMENTOS...

pela análise do discurso e pelo interacionismo, como *"uma instância que independe de outros domínios, porque funciona pelas suas próprias leis"* (Palladino, 1999, p. 117). O diagnóstico de linguagem se distancia da idéia da descrição de categorias lingüísticas, uma vez que se entende que, na aquisição da linguagem, a criança é capturada pelo dizer de um falante que se encontra submetido às leis e regras de uma língua; e que a constituição da linguagem não segue uma linha hierárquica de categorias lingüísticas. Já pelo viés psicanalítico, entende-se que a criança que na clínica se apresenta, é um sujeito que não controla os sentidos produzidos pelo seu dizer ou não-dizer, na medida em que o mesmo é visto como o *"sujeito do inconsciente, da não-intenção"* (Palladino, 1999); este sujeito encontra-se desde o seu nascimento (e mesmo antes dele) atravessado pelo campo simbólico.

Afastando-se da tendência organicista da medicina, em que aquilo que é materializado no corpo se revela como sintoma, algumas das autoras dos trabalhos investigados, passaram a conceber a clínica fonoaudiológica como um campo de interpretação dos modos e dos processos de produção dos sintomas da linguagem.

Aos olhos de muitas autoras, o espaço terapêutico fonoaudiológico se dá a ver como *"um campo intersubjetivo, construído pelo encontro de subjetividades (de terapeuta e paciente) onde um novo campo relacional se configura"* (Tassinari, 1995, p. 5). Pois, os sujeitos que ali se "apresentam", que falam ou que se calam, não se colocam neste espaço "assepticamente separados"[22] das suas produções/não produções de fala; o caráter simbólico

---

[22] Expressão usada por Tassinari (1995).

88 QUANDO A FALA FALTA

que se impõe nelas e que por sua vez, constitui e atravessa a linguagem destes sujeitos, torna-se questão para a fonoaudiologia.

Assumindo a proposição de que a interação da criança com a linguagem em funcionamento do adulto é a matriz constituinte da linguagem, muitas autoras tomam o diálogo entre terapeuta-criança, como objeto de reflexão e teorização da clínica fonoaudiológica. Nesta perspectiva, o efeito do discurso do adulto nas produções verbais da criança (e vice-versa) pede leitura. Não se trata de categorizar a linguagem a partir de pressupostos teóricos que quantificam ou mensuram o dizer e o não dizer da criança; não se trata de entender a linguagem *"como produto de processos cognitivos mediados pela atividade perceptual"* (Basso, 1995, p. 8); não se trata de conceber ao terapeuta a tarefa de "preencher" aquilo que falta na fala da criança ou de fazer "remissão do erro", mas, sim, de compreender, antes de mais nada, o que o "erro", o *"déficit"* vem dizer:

> ... *o acaso, o absurdo não existe. Toda doença acidental, ou não, inscreve-se na história do indivíduo. E não é um corpo estranho do qual é preciso se livrar. É parte integrante do doente, ela tem um significado e pede para ser compreendida, quer dizer, interpretada, para poder desaparecer* (Basso, 1995, p. 9 apud Grodeck In: D'Epinay, 1988, p. 83).

Neste raciocínio, o diálogo entre terapeuta e criança é entendido como *"unidade mínima de análise necessária para que se possa analisar a produção lingüística da criança"* (Basso, 1995, p. 15). E a linguagem do paciente não é analisada isoladamente, mas, sim, como efeito da fala do outro sobre sua fala, e isto se faz presente pela atividade interpretativa a que estes dois sujeitos encontram-se submetidos.

A CLÍNICA FONOAUDIOLÓGICA: DA PRÁTICA À CONSTRUÇÃO DE FUNDAMENTOS... 89

Portanto, nesta perspectiva, a linguagem é entendida não simplesmente como objeto de comunicação ou como "lugar para se fazer conserto",[23] mas, sim, como já dito anteriormente, como força fundante e condição para a significação e para o nascimento do sujeito (Lier-De Vitto, 1994).

O processo terapêutico da criança é configurado como espaço para significação do que ela diz ou não diz. O treino articulatório (técnica fortemente utilizada na clínica da objetividade) não é mais entendido como procedimento imprescindível para a constituição da linguagem — ele ganha outra dimensão, mesmo nos casos de crianças com grave comprometimento motor.[24] Na perspectiva da clínica da subjetividade, o fonoaudiólogo deixa de eleger um ou outro fonema para ser trabalhado especificamente, ou então, palavras/enunciados ou "temas específicos" — e, todos estes procedimentos tradicionais do campo fonoaudiológico são substituídos ou "vistos" à luz da relação que a criança faz com a linguagem do adulto. Não há a idéia de controle sobre a fala da criança, pois o que se vê é o efeito do dizer do adulto na fala da mesma. Isto significa que

> nem tudo que o adulto fala será necessariamente incorporado pela criança. Na verdade não há uma relação causal entre o que a criança ouve (diferente de escutar) e o que será falado por ela. Por isso não se fala em aprendizagem. O outro coloca a criança em um universo ao qual ele próprio está inserido; a linguagem leva a criança a ser significada. Por isso não se diz que há comunicação e sim interação, pois adulto e criança estão em funcionamento dentro da língua, de um discurso (Frazão, 1996, p. 68).

---

[23] Expressão de Tassinari (1998).

[24] Ver esta questão no trabalho de Frazão (1996) o qual dá um novo estatuto à linguagem no atendimento fonoaudiológico de crianças com paralisia cerebral.

A atividade clínica proposta por muitas autoras que compartilham das idéias anteriormente expostas, no entanto, não pode ser confundida com outras estratégias usadas no campo fonoaudiológico. Ou seja, a de criação de situações comunicativas mais naturais possíveis em que o terapeuta, pelo contexto, possa facilitar o desenvolvimento da linguagem da criança. Dizendo de outro modo, estratégias em que o terapeuta promove na instância clínica, situações próximas do cotidiano da criança — fazendo um bolo, uma vitamina... —, ou então, a utilização de brinquedos e objetos em que, na medida que forem nomeados, podem proporcionar ao terapeuta possibilidade para o trabalho com um "dado" fonema. Este tipo de estratégias intencionalmente contextualizadas pelo terapeuta não desloca em nada a idéia de aprendizagem da linguagem. Aliás, o entendimento de que a linguagem é construída no e pelo campo simbólico deixa ver que não são as situações do contexto que fazem emergir "as palavras" na criança, mas ao contrário disto, o discurso do terapeuta. Portanto, não se trata simplesmente de se promover atividades clínicas contextualizadas, mas, sim, de se estar instrumentalizado por pressupostos que permitam ao profissional fazer uma leitura do efeito do seu discurso nos enunciados da criança (e vice-versa).

Isto porque, nas atividades a serem desenvolvidas na clínica da subjetividade "*o que está em questão é o 'outro enquanto discurso', e não o outro enquanto presença física, instância psicológica*" (Basso, 1995, p. 14). Da mesma forma, acredita-se que não seja o contexto que promove a ascensão da criança à linguagem.

Ainda em relação ao processo terapêutico do paciente, a utilização das técnicas no trabalho com o sistema sensório-motor oral, também são redimensionadas. O trabalho de Frazão

(1996) acerca do estudo da paralisia cerebral na clínica fonoaudiológica, deixa ver o seguinte:

não estou negando a importância do trabalho com o sistema sensório-motor oral. Do mesmo modo que há uma teoria de linguagem, há também um conjunto de técnicas específicas que permitem uma intervenção no sistema sensorial e motor, que auxilia o fonoaudiólogo no atendimento específico da criança portadora de paralisia cerebral. Porém, o trabalho para a adequação da sensibilidade e motricidade oral deve ser redimensionado e limitado aos seus benefícios específicos (Frazão, 1996, p. 72).

E isto então, pode ser estendido a outras patologias que solicitam um trabalho desta natureza.

Na perspectiva da clínica da subjetividade, portanto, o terapeuta não se faz presente para controlar o que diz ou não diz à criança; ou para adequar a fala dela a um modelo ideal de língua; ou então para "colocar palavras na boca da criança". O terapeuta se faz presente, para resignificar o seu dizer ou não-dizer e, por estar fora da história da criança e por ser instrumentalizado por uma teoria de linguagem, poderá *"criar 'novas' interpretações virtualmente capazes de fazer circular o que estava paralisado"* (Arantes, 1994, 35) em sua fala. Neste sentido, o que se pretende nesta perspectiva de clínica, é permitir que a criança se dê conta dos seus "erros" e de seus "acertos", considerando a singularidade presente no seu "dizer". Assim, o caráter de homogeneidade do "discurso humano" é substituído pela idéia de que o discurso produzido por cada sujeito é singular, mesmo sendo submetido às leis e regras do funcionamento de uma língua.

Dessa forma, os procedimentos clínicos utilizados pelo fonoaudiólogo nesta concepção, têm como foco a compreensão do movimento da criança na linguagem, levando-se em consideração o próprio funcionamento da linguagem. Ou seja, nesta concepção não há espaço para treinamentos da linguagem, mas, sim, para a idéia de que a matriz da aquisição da linguagem da criança, na clínica, é o próprio "dizer" do fonoaudiólogo. O que é analisado, portanto, é como o espaço discursivo pode propiciar a emergência da linguagem da criança, constituindo-a como sujeito da linguagem.

CONSIDERAÇÕES FINAIS

Ao final deste capítulo destaco que os dois modelos clínicos referidos anteriormente apresentam alguns pontos de aproximação entre si. O que quero dizer com isto é que na clínica da subjetividade encontram-se "restos" do discurso que permeia a clínica da objetividade. Isto se explica pelo fato de que a fonoaudiologia brasileira foi inaugurada pelos fundamentos que sustentam a clínica da objetividade e, assim como em toda história, a história da fonoaudiologia não seria diferente: os "elementos" que deram origem a uma determinada história sempre retornam mesmo que com novos sentidos, novas cores e novos sons. Do mesmo modo, na clínica da objetividade, fragmentos do discurso da clínica da subjetividade também se apresentam.

Este "encontro" de discursos parece ser resultado do movimento atual de todas as áreas da saúde que, cada uma ao seu modo, têm tentado dar um tom mais humano aos processos de adoecer.

REFERÊNCIAS BIBLIOGRÁFICAS

Arantes, L. (1994). O fonoaudiólogo, este aprendiz de feiticeiro. In: Lier-De Vitto, M.F. (org.). *Fonoaudiologia:* no sentido da linguagem. São Paulo, Cortez, 23-37.

Basso, R.B. (1995). Retardo de desenvolvimento de linguagem: o fonoaudiólogo e seu paciente. *Dissertação de Mestrado* apresentada ao Departamento de Lingüística do Instituto de Estudos da Linguagem. Campinas, SP, Universidade Estadual de Campinas.

Chomsky, N. (1978). *Aspectos da teoria da sintaxe*. (2ª. ed.). Sucessor, Coimbra, Armênio Amado.

Cordeiro, T.D. (2000). Da inclusão dos pais no atendimento fonoaudiológico de crianças com sintomas de linguagem: o que diz a literatura. *Dissertação de Mestrado em Fonoaudiologia*. São Paulo, Pontifícia Universidade Católica de São Paulo.

Fonseca, S.C. (2000). A instância clínico-terapêutica da fonoaudiologia. In: Freire, M.R. (org.). *Fonoaudiologia — Seminários de debates. Série Interfaces*. Roca, v. 3, 69-76.

Frazão, Y.S. (1996). Paralisia cerebral na clínica fonoaudiológica: primeiras questões sobre linguagem. *Dissertação de Mestrado do Programa Distúrbios da Comunicação*. São Paulo, Pontifícia Universidade Católica de São Paulo.

Lier-De Vitto, M.F. (1994). Aquisição de linguagem, distúrbios da linguagem e psiquismo: Um estudo de caso. In: *Fonoaudiologia: no sentido da linguagem*. São Paulo, Cortez, 135-144.

Neto, L.E.F. (1988). O início da prática fonoaudiológica na cidade de São Paulo: seus determinantes históricos e sociais. *Dissertação de Mestrado do Programa de Distúrbios da Comunicação*. São Paulo, Pontifícia Universidade Católica de São Paulo.

Palladino, R.R.R. (dez/1999). Questões sobre o diagnóstico fonoaudiológico em crianças. In: *Distúrbios da Comunicação*. São Paulo, 11(1), 111-124.

Skinner, B.F. (1978). *O comportamento verbal*. São Paulo, Cultrix.

Tassinari, M.I. (1998). Um ensaio sobre a relação terapêutica na clínica fonoaudiológica. In: Junqueira, P. & Dauden, A.T.B. (org.). *Aspectos atuais em terapia fonoaudiológica*. (2ª. ed.). São Paulo, Pancast, 119-129.

ALGUMAS CONSIDERAÇÕES SOBRE A CLÍNICA-DE-LINGUAGEM E O SINTOMA NA LINGUAGEM

João Fernando de Moraes Trois

Este trabalho procura contribuir para um diálogo possível entre a psicanálise e a fonoaudiologia, a partir da referência comum ao campo da clínica e da linguagem. Decorre de reflexões estabelecidas a partir de uma série de debates realizados no grupo de pesquisa (PPGLetras da UFRGS) sobre "Lingüística e o Sintoma na linguagem: a instância da falha na fala."[25] Debates que se caraterizaram, de modo geral, por dois aspectos. O primeiro referente a seu campo de reflexão, que se estabelece sobre os aspectos da linguagem teorizados por uma lingüística tributária do pensamento saussureano.[26] O segundo diz respeito as considerações decorrentes da clínica, de onde advém a noção de

---

[25] Coordenado pelo Prof. Dr. Valdir do Nascimento Flores e do qual participo como pesquisador. Trata-se de um grupo de trabalho, cuja produção decorre da implicação entre três campos de saber: lingüística, fonoaudiologia e psicanálise. Dizer que o presente trabalho implica-se neste debate não significa dizer que todas as questões que estamos abordando retornem a ele. Diríamos que este grupo de trabalho constitui-se tanto como um ponto de partida quanto um porto seguro para nossas reflexões, mas a trajetória é de nossa responsabilidade e, como tal, assumimos.

[26] Da qual destacamos os lingüistas Emile Benveniste e Romam Jakobson. Dois textos de Benveniste são fonte e referência neste trabalho: "O aparelho formal da enunciação" (*PLL II*) e "Da subjetividade na linguagem" (*PLG I*). De Jakobson destacamos seu trabalho sobre "Dois aspectos da linguagem e dois tipos de afasia" (In: *Lingüística e Comunicação*).

sintoma, e inclui uma discussão a respeito da estruturação subjetiva e sua determinação pela linguagem.

Partiremos destes dois aspectos para estabelecermos nossas considerações sobre o quê, neste diálogo entre a psicanálise e a fonoaudiologia, poderia contribuir para pensarmos uma clínica-de-linguagem referida ao sintoma na linguagem. Primeiramente torna-se necessário definirmos de qual linguagem estaremos nos referindo neste trabalho, sendo que esta noção de linguagem será o próprio campo que nos permitirá articular diferentes práticas clínicas. Este campo de linguagem, ao abarcar diferentes domínios, pode ser recortado por diferentes práticas clínicas que são realizadas na linguagem e que implicam um saber-fazer-com-a-linguagem.

Assim, ao tomarmos a linguagem como realidade heteróclita (Saussure, 1975), é possível fazê-la aceder ao estatuto de "matéria-prima" conceitual da diversidade de saberes que circulam no campo da prática da clínica dita "interdisciplinar".[27] Desta forma, podemos considerar tais saberes a partir de suas diferentes formas de saber-fazer-com-a-linguagem. Dito de outra forma, este pressuposto nos permite estabelecer uma reflexão sobre o campo "interdisciplinar", orientado a partir da referência comum à linguagem. Partimos, então, do universo da linguagem para nele definir um espaço de interrogações clínicas onde determinados campos de saber, implicados na sustentação deste diálogo, são recortados na singularidade de seu saber-fazer-com-a-linguagem.

---

[27] Este campo caracteriza-se pela circulação de diferentes práticas advindas de diferentes teorias, tais como: fonoaudiologia, pedagogia, psicopedagogia, estimulação precoce, psicologia, psicanálise, medicina (neurologia, psiquiatria, genética, pediatria etc.).

Na perspectiva aqui desenvolvida, introduzimos um qualificativo a esta clínica: no lugar da denominação de clínica "interdisciplinar" — que representaria uma possível articulação interna entre diferentes saberes relativos, por exemplo, as práticas médica, psicológica, fonoaudiológica, psicopedagógica etc. — propomos a utilização da expressão clínica-de-linguagem, grafada com hífens para demarcar sua dimensão de neologismo, cujo possível alcance heurístico pretendemos esclarecer no decorrer deste trabalho.

Decalca-se deste qualificativo, a necessidade de incluirmos as devidas reformulações neste campo, que permitam abarcar as interrogações que advêm da heterogeneidade proveniente dos diferentes saberes em jogo, elevando-os, assim, à condição de alteridade teórica constitutiva deste campo. Consideramos fundamental que esta alteridade teórica produza uma dimensão que vá além da articulação de determinados conteúdos temáticos mais ou menos próximos, para que, desta forma, seja possível que se compartilhe interrogações advindas de diferentes práticas clínicas, sem diluir-lhes seus objetos próprios sobre os quais estabelecem suas proposições teóricas que lhes são correspondentes.

Cunhamos, então, a expressão clínica-de-linguagem, com hífens, por acharmos que ela tem a vantagem de demarcar um posicionamento teórico e suas conseqüências práticas, o qual pode ser enunciado ao articularmos determinadas características da linguagem com determinadas proposições sobre a clínica.

Propomos apresentar tal articulação, a partir de três séries dedutivas. A primeira série referindo-se à linguagem e as duas seguintes, à clinica.

Primeira série. Se a linguagem:

1. é um saber que se articula por um ato de enunciação,[28] e
2. se deste ato de enunciação deduz-se um sujeito;
3. então, a linguagem tem propriedades relativas ao sujeito, alçando-se a condição de singularidade.

Segunda série. Se uma clínica:

4. é uma modalidade de saber-fazer-com-a-linguagem, que não pode existir sem um sujeito; e
5. se este sujeito somente pode emergir no campo da linguagem;
6. então, uma clínica será sempre uma clínica-de-linguagem e implicará sempre um sujeito que seja efeito desta linguagem.

Terceira série. Se uma clínica:

7. implica sempre uma noção de sintoma;
8. então, seu saber-fazer-com-a-linguagem deve ser relativo a um saber-fazer-com-o-sintoma.

Desta forma, a expressão clínica-de-linguagem, por compreender uma relação de entrelaçamento da clínica e da linguagem e desta ao sintoma, permite considerar que não se trata de articular saberes para constituir uma unidade interdisciplinar, mas de lidar com as diferentes formas de implicação destes saberes,

---

[28] Segundo Emile Benveniste (*PLG I*), "*A linguagem está na natureza do homem, que não a fabricou*" (p. 285). Desta forma, podemos dizer que a linguagem não é um instrumento, mas um saber que nos "*ensina a própria definição de homem*" (p. 285). Concordamos com Benveniste, quando afirma que a linguagem constitui-se como uma alteridade radical, que permite a cada locutor apresentar-se "*como sujeito, remetendo a ele mesmo como eu no seu discurso*" (p. 286).

ao produzirem efeitos na linguagem. Destes efeitos procuraremos deduzir de qual sujeito e de qual sintoma se trata.

Esta implicação encontra-se diretamente relacionada ao ato que se coloca na e pela enunciação do clínico, ao enunciar o que a linguagem pode dizer a "sua" clínica, assim como o que esta clínica pode dizer à linguagem, renovando-a em suas formas de expressividade.

Por isso a expressão clínica-de-linguagem é grafada com hífens. Para evocar sua forma unária[29] de implicação recíproca entre os termos que nos permite considerar a seqüência da linguagem, da articulação do sujeito na linguagem e do lugar do sintoma, a partir de um traço comum, que os unifica: a relação de entrelaçamento da clínica e da linguagem.

Mas a que linguagem refere-se, então, a clínica-de-linguagem?

A primeira característica desta linguagem, como dissemos anteriormente, é a de ser heteróclita (Saussure, 1975), tornando-a suficientemente ampla para nos permitir tratá-la como um conjunto aberto de diferentes situações de uso que envolvem palavras e ações que, por sua vez, produzem significações específicas. Neste sentido, os supostos objetos empíricos ou comportamentais decorrentes da multiplicidade de práticas clínicas envolvidas num determinado campo dito "interdisciplinar", passam a ser tratados como pertencendo ao campo da linguagem. Ou seja, é no interior da própria linguagem que os diferentes paradigmas clínicos serão introduzidos. Um paradigma, ao ser

---

[29] Apesar de existir uma profunda unidade entre os campos assim definidos, não se trata de "articulá-los", nem a lingüística à fonoaudiologia ou à psicanálise e vice-versa. A unidade, assim constituída, não consiste em conteúdos temáticos mais ou menos próximos, mas liga-se a um estilo, uma forma específica de lidar com os axiomas, ou seja, com as proposições de base, que definem cada campo e que não requerem ser demonstradas.

introduzido na linguagem, constrói seu objeto, seu modelo de avaliação deste objeto e seu meio de estabelecer as ligações entre um e outro. Desta forma, tais objetos são descritos em conceitos ao serem organizados em situações clínicas específicas.

Como dissemos, não se trata de determinar um sentido unívoco à estas práticas, o que nos conduziria a produzir um referencial normativo. Mas, sim, de descrever as diferenças internas a cada uma, pelas diferenças e semelhanças de utilização de determinados conceitos primitivos,[30] porém, isso só pode ser demonstrado pela forma como cada paradigma faz uso da linguagem, pelo modo como cada um coloca em ato seu saber-fazer-com-a-linguagem.

Outra característica é tomar a linguagem em sua implicação com a enunciação (Benveniste, 1989 e Lacan, 1985, 1998). Um ato de enunciação implica sempre na produção de um sujeito na linguagem, e uma clínica não deve prescindir de uma noção de sujeito que lhe seja correlata.

Se estamos considerando que uma clínica é sempre de linguagem e implica sempre um sujeito que seja efeito desta linguagem, é preciso considerarmos como este conceito de sujeito opera na clínica e como fornece as modalidades de apreensão do conceito de sintoma que seja correlato ao campo clínico.

De modo geral, podemos dizer que, em determinadas práticas clínicas, tais como, as práticas fonoaudiológicas, as práticas médicas, ou mesmo, as psicológicas, percebemos a implicação de uma noção de sujeito intencional. Um sujeito concebido como

---

[30] Conceitos primitivos são os que fundamentam determinada prática, ou seja, os axiomas a que nos referimos na nota anterior. Podemos estabelecer relações de semelhança e de diferença entre eles, tal como, por exemplo, quando estabelecemos que uma mensagem poética pode evocar o jogo primário da vocalização.

sendo ele próprio a fonte e a origem do sentido, em contraposição a uma noção de sujeito e de sentido tratados como efeitos de linguagem. Tais práticas encontram-se comprometidas com uma noção coetânea com as idéias de indivíduo sociológico, psicológico ou biológico em suas variantes cognitivas ou neuronais, cuja noção de sujeito corresponde a determinadas modalidades de enquadramento clínico, o que nos leva a perguntar sobre como tais práticas produzem seu quadro clínico e o que se produz a partir dele.

Costumamos dizer que uma entrevista clínica é aquela que produz um enquadre clínico. Uma determinada moldura, para usarmos uma metáfora artística, que recorta a linguagem (assim como a realidade) de determinada maneira. Teríamos, então, diferentes molduras que corresponderiam a diferentes práticas clínicas com seu método, objeto (de conhecimento) e posicionamento clínico específicos. Assim, podemos nos perguntar, por exemplo, como a moldura médica (e as disciplinas que lhe são aderentes, tal como a fonoaudiologia), recorta(m) o real de sua clínica?

A medicina, por exemplo, busca entender a doença — este é o seu objeto de conhecimento. Como ela faz isso? Qual é o seu método? Ela busca entender a doença através daquilo que falha nas estruturas anatômicas e funcionais do corpo humano — o corpo de um indivíduo biológico em suas variantes psicológicas ou neuronais, como dissemos anteriormente, o que está causando esta falha — seu agente — e quais são os procedimentos de recuperação desta falha — sua cura.[31] Esta falha se manifesta, se

---

[31] Sobre esta definição do método e do objeto da medicina, confira-se o artigo "Autismo e linguagem" de Nilson Sibemberg. In: (1998). *Escritos da Criança*, 5, 60-71. Centro Lydia Coriat. Porto Alegre.

torna visível ao olhar médico do clínico, através de determinados sintomas; assim, para a medicina, o significado do sintoma é sempre patológico, o que não ocorre com o conceito de sintoma com o qual opera a psicanálise, por exemplo.[32]

Na semiologia médica, o sintoma é signo que representa a doença para o médico. Assim como, por exemplo, podemos dizer que onde há fumaça há sinal de fogo, deixa de fora a possibilidade de que esta fumaça possa ser um sinal de que haja fumante.[33] Neste sentido, para a medicina, fumante não seria sinal de sujeito, mas de câncer, por exemplo. Certamente este "câncer" será relativo a determinado indivíduo e seus correlatos biológico, psicológico e social, incidindo sobre ele, uma série de normas de comportamento e de cuidado de si, como nos diz Foucault (1990). Porém, este indivíduo, em si mesmo, não é o objeto da prática médica.

Com isto não estamos negando que a medicina seja uma prática complexa com suas próprias regras de associação entre determinados signos e objetos. Mas, se considerarmos que os objetos de determinado saber não existem independentemente da linguagem que os expressa, podemos concluir que não há realidades extralingüísticas.

Tomemos, como exemplo, a noção da dor, extensamente trabalhada pelo campo médico. O médico ao dizer "tu tens dores (...)", pode estar buscando descrever um comportamento; se

---

[32] As primeiras definições de sintoma em Freud referem-se a "algo" que aparece em substituição do que foi recalcado. Substituição similar a que encontramos na estrutura de uma metáfora. O sintoma torna-se, então, uma tentativa de simbolizar este "algo" que retorna ao sujeito em sua relação a linguagem. Não estando necessariamente relacionado a um padrão do que seja normal ou patológico, como na medicina, apesar de estar referido a uma certa dimensão de sofrimento subjetivo.

[33] Confira-se: Lacan, J. (1982). *O seminário, Livro 20. Mais, ainda*. Rio de Janeiro, Jorge Zahar Editor, 86.

disser "ele tem dores (...)", pode estar buscando descrever a dor em si. Porém, ao tratar o "quadro da dor" como uma expressão literal, não o transforma em metáfora. É que a representação da dor só entra em jogo na linguagem médica, através de determinados conceitos de dor. Mesmo se estiver referindo-se a própria sensação de dor, esta só existirá no interior de um conjunto de linguagem específico, em que se nomeia as sensações de dor ou de ausência de dor.[34]

Assim, este conceito ganha o estatuto de necessário ao olhar médico, ao ser aplicado exclusivamente a seu modelo referencial. Podemos, aqui, evocar as funções da linguagem de Jakobson (1969), ao dizer que a função poética está banida do quadro médico, que deve manter suas ênfases nas funções referencial e fática para comunicar aquilo que tem a dizer.[35]

Mas, se colocarmos a questão sobre a possibilidade de imaginarmos o contrário do que diz o modelo referencial, então a significação de um conceito nos remeterá ao conjunto aberto de seus usos, e a função poética retoma sua força expressiva. Ou seja, dizer que diferentes significantes[36] podem ser aplicados a um mesmo significado não significa pressupor a existência de

---

[34] Confira-se Wittgenstein, L. (1985). *Investigações filosóficas*. Lisboa, Fundação Caloustre Gulbenkian.

[35] As funções da linguagem não existem isoladamente, porém estamos nos referindo aqui a possibilidade não apenas de uma função estar predominando sobre a outra, mas de que também a ênfase numa determinada função possa estar "recalcando" a outra. O que Freud nos diz do recalcamento, sobre a cisão entre afeto e representação, que a "idéia" recalcada deixa o afeto livre para investir em outra representação, nos dá uma pista para relermos a função emotiva de Jakobson.

[36] Termo introduzido por Saussure para designar a parte do signo lingüístico que refere-se a imagem acústica, representação psíquica do som. Para Saussure, o signo lingüístico não une uma coisa a um nome, mas um conceito (significado) a uma imagem acústica (significante). Lacan desenvolverá sua teoria do significante apoiado inicialmente na lingüística de Saussure e posteriormente acrescida das teses de Jakobson. Para Lacan, o significante não remete a um significado, mas a uma cadeia de significantes que representam a divisão do sujeito na linguagem.

algum referente extralingüístico. Pelo contrário, se seguirmos a leitura que Lacan (1998) faz de Jakobson (1969), podemos dizer que os significantes incidem sobre o significado através de duas modalidade de relação: relações metafóricas (via sobreposição de significantes) e relações metonímicas (via deslocamento de significantes).

Retomando o fio de nosso argumento, o que fica de fora deste quadro?

Se, ao sintoma é atribuído um sinal de que há uma doença e não um sinal de que há um sujeito, podemos dizer que o sujeito fica de fora do quadro clínico. O quadro clínico faz visível o enunciado da doença, mas deixa de fora o fato de que este enunciado seja produzido por um sujeito, ou seja, em um momento de enunciação específico.

Podemos dizer, com certa licença poética, que o quadro torna-se a "pintura" do objeto doença, e não dá conta da dinâmica do sujeito que fica excluído do outro lado, do lado de fora da tela.

Para que seja possível o surgimento de um sujeito enunciativo seria preciso passarmos de uma noção de quadro clínico para uma noção de cena clínica, introduzindo nela, os atores e os autores implicados tanto no roteiro quanto na própria cena.

A cena clínica, por seu caráter efêmero, não pode ser toda capturada no enquadramento clínico, assim como a enunciação não pode ser reduzida aos enunciados que produz, onde a palavra deixa seu rastro.

Efêmero que se faz evocar em outra cena.

> "Passou! Palavra estúpida! Passou porquê? Tolice! Passou, nada integral, insípida mesmice! De que serve a perpétua obra criada, Se logo

ALGUMAS CONSIDERAÇÕES SOBRE A CLÍNICA-DE-LINGUAGEM E O SINTOMA NA LINGUAGEM 105

algo a arremessa para o Nada? Pronto, passou! Onde há nisso um sentido? Ora! é tal qual nunca houvesse existido, E como se existisse, embora,
ronda em giro. Pudera! o Vácuo-Eterno, àquilo então prefiro."
Mefistófoles. (1991). In: *Fausto*. Goethe, 436.

Mas, se tanto o quadro quanto a cena clínica estão consti-
tuídos de conceitos e, se todo conceito passa pela linguagem,
seja para ser explicitado ou para explicitá-la, então podemos dizer que esta cena corresponde a um texto. Um texto que é tecido
de linguagem — de significantes e de significados — no qual a
tessitura de fios compõe sua trama de conceitos.

Estendamos um pouco nossa metáfora para que nos con-
duza à idéia de sistema. Um sistema de textos que produzem
uma textura teórica própria. Uma tela, cuja trama de fios configura uma unidade de ação. Sobre esta tela, perpassam as tintas (a
escrita) de cada fazer clínico, na singularidade de sua enunciação.
Tinta sobre tela que organiza um fazer.

Com esta trama construímos a rede que nos ampara na
clínica. Esta rede é feita de conceitos que orientam a nossa prática e, por isso, deve ser bem trançada, com fios que lhe sejam
compatíveis. Conceitos que nos orientam para não cairmos fora
da cena clínica ou para que, se cairmos, possamos voltar a tecer
na linguagem; nesta nossa queda transformarmos, anagrama-
ticamente, este cair em criar.[37]

Assim, a linguagem não se reduz a um instrumento, mas é ela
mesma a matéria-prima de um fazer, um saber-fazer-com-a-linguagem que tem como correlato clínico, um saber-fazer-com-o-sintoma
(que é apreendido na e pela linguagem). Desta forma, é preciso

---

[37] Anagrama trabalhado por Souza (2004), em seu livro *Precisões Clínicas*.

pensarmos num sujeito outro daquele que se tomaria como senhor de seu dizer e que usaria a linguagem como um instrumento de sua vontade. É preciso considerarmos um sujeito a partir da própria linguagem. Pois a linguagem é constitutiva do ser humano. Somos todos seres de linguagem, como nos diz a antropologia lingüística de Benveniste (*PLG I*), o homem só existe na linguagem.

Em "Da subjetividade na linguagem" (1988), Benveniste questiona a afirmação de que a linguagem possa ser considerada como instrumento de comunicação. Considerá-la como instrumento seria opô-la ao homem, que não existe em sua natureza separado da linguagem. Tanto um (homem) quanto outro (linguagem) são de "natureza" eminentemente simbólica e realizam-se mutuamente.

> *Não atingimos jamais o homem reduzido a si mesmo e procurando conceber a existência do outro. É um homem falando que encontramos no mundo, um homem falando com outro homem, e a linguagem ensina a própria definição de homem* (Benveniste, PLG I, 285).

Dessa forma, a subjetividade define-se por existir na própria linguagem. E traduz-se pela *"capacidade do locutor para se propor como sujeito"* (Benveniste, *PLG I*, 286). É "ego" que diz *ego*. É "eu" que se apresenta como *sujeito* em seu discurso.

Portanto, não se trata de nenhum sujeito psicológico (sentimento de si mesmo), nem biológico (espécie) ou mesmo sociológico (indivíduo), pois só há sujeito na linguagem, fundamentado no *status* lingüístico da "pessoa".

Algumas considerações sobre a clínica-de-linguagem e o sintoma na linguagem   107

(...) o sujeito, nessa concepção, é produto de um jogo de interação dado pelo uso das formas lingüísticas que, pertencentes à língua, possibilitam a passagem do locutor a sujeito num processo de apropriação da língua (Flores, 1999, 28).

Esta noção de sujeito nos permite avançar no que diz respeito a nossas interrogações sobre a clínica e encontrar o sujeito com o qual trabalha a psicanálise lacaniana, ou seja, um sujeito que é efeito de linguagem, representado por um significante para outro significante, com o qual compõe uma cadeia associativa.

A psicanálise nos diz que estes significantes que dizem do sujeito, emergem na cena clínica sob transferência, ou seja, são significantes que ao serem enunciados pelo analisante devem ser reconhecidos pelo terapeuta através de seu ato de escuta (seja através de uma interpretação, uma pontuação, uma escanção, ou outros) para que, no *a posteriori* (tempo recursivo) de seu ato, adquiriram estatuto de representantes do sujeito.

Não é demais lembrar o que a psicanálise nos diz sobre a linguagem, ou seja, para que surja o sujeito, a rede de linguagem não pode ser fechada em si mesma, mas deve compor lugares de entrada e de saída. Dito de modo metafórico, a linguagem deve ser porosa para que um sujeito nela viva, respire. A lógica das formações do inconsciente também segue este movimento de abertura e fechamento da linguagem (Lacan, 1998). É nesta pulsação temporal da linguagem que o sujeito surgirá, através de determinados significantes de sua história.

Voltemos a nossa metáfora do quadro. Tomemos agora como imagem o quadro de Magritte (1935), intitulado *A condição humana* (vide anexo). Trata-se de uma pintura que nos mostra uma tela sobre seu cavalete, posta diante de uma janela, onde vemos na paisagem pintada nesta tela, um contínuo da própria paisagem ("real"), vista através da janela, evocando, assim, a idéia de uma possível transparência do signo na sobreposição da representação (pintura) e da coisa (paisagem).[38]

Vamos nos referir a este quadro como nossa *janela do real*. Com esta expressão estamos querendo mostrar que não são das coisas que os objetos retiram sua "realidade". A linguagem não é uma nomenclatura, com a qual etiquetamos o real (Saussure, 1975).

A cena clínica se move. Assim como as palavras nos movem e nos comovem. Imaginemos, então, a ocorrência de uma mudança neste cenário. Chove! Nossa *janela do real* se opacifica (não é mais transparente), desvelando a lamínula[39] existente entre nosso olhar e a cena que se oferece à visão. A paisagem se torna enigma a ser decifrado. Com a chuva, surge o estranhamento ao percebermos nossa imagem se produzir refletida na *janela*. A cena se duplica. Além do sujeito que buscávamos escutar na enunciação do "paciente", vemos surgir algo que não esperávamos esboçar sua presença na cena clínica: o descritor (terapeuta) se faz presente na descrição, através dos traços discretos de sua escuta tornada enunciação — sim, o terapeuta também enuncia, e perguntar-se sobre suas condições de enunciação torna-se fundamental na condução do tratamento. Somos convocados a falar a partir daquilo que insiste em falar

---

[38] Sem dúvida, outras leituras são possíveis. Por exemplo, poderíamos introduzir categorias como a de "imagem virtual" e "imagem real". Mas não queremos nem esgotar as possibilidades desta metáfora nem achamos que seja possível estabelecer uma relação ponto a ponto visando alguma totalidade. Trata-se, aqui, apenas da utilização de um recurso imagético que seja ilustrativo das questões abordadas.

[39] Lamínula é uma pequena lâmina que fica sobre a Lâmina que verificamos no microscópio. Por ser extremamente fina, não interfere nas características do material a ser observado.

ALGUMAS CONSIDERAÇÕES SOBRE A CLÍNICA-DE-LINGUAGEM E O SINTOMA NA LINGUAGEM   109

em nós, fazendo ecoar as vozes do sujeito na concha vazia da linguagem.[40] Este sujeito surge para nos lembrar que não há pintura sem pintor. E que esta tela é pintada a várias mãos.

Destacamos, com isso, que a cena clínica se constrói no que a psicanálise chama de relação de transferência, na qual cada "paciente" constitui o seu "terapeuta" enquanto uma figura de alteridade, à qual é endereçada seu discurso. Assim, uma fala, ao ser enunciada, cria aquele que a escuta ou aquele que seria suposto saber escutá-la. A dinâmica desta relação é tecida na linguagem em que se encena a clínica e na qual é possível fazer surgir um sujeito. É nesta linguagem que uma clínica dita "interdisciplinar" deve estar entrelaçada para tornar-se uma clínica-de-linguagem. Por isso, a linguagem é a metáfora e também a condição da clínica. Por isso, esta clínica é sempre uma clínica-de-linguagem.

Para concluir, podemos dizer que para estabelecermos um diálogo entre psicanálise e fonoaudiologia que seja efetivo para pensarmos a clínica, é preciso partir da referência comum a ambas ao campo da linguagem. Para tal, em nosso entendimento, a linguagem deve deixar de ser exercida no âmbito da noção de quadro clínico, onde é definida num circuito fechado de uma suposta comunicação, que se estabelece entre o Emissor que fala e codifica e o Receptor que escuta e decodifica a mensagem do emissor, visando a compreensão de um signo transformado em sintoma. Deve-se, então, rever o olhar clínico, que olha através de sua *janela do real*, emoldurada pelos pólos do código (que encontra no paciente, o que já colocou previamente lá) e da mensagem (que escuta o que espera ouvir). Deve-se considerar quando a

---

[40] *"A linguagem de algum modo propõe formas vazias das quais cada locutor em exercício de discurso se apropria e as quais refere à sua pessoa, definindo-se ao mesmo tempo a si mesmo como eu e a um parceiro como tu"* (Benveniste, *PLGI*, 289).

janela semitransparente da clínica se opacifica produzindo efeitos de estranhamento, onde "emissor e receptor / receptor e emissor" se acham reduzidos a um único sujeito que "*vê os próprios traços de seu rosto no espelho se transformarem nos traços do outro*" (Darmon, 1994, 72), que nos permite perceber o surgimento do sujeito recalcado pela função comunicativa da linguagem. A partir daí, pode-se pensar na possibilidade de um sujeito poder advir como enunciação na clínica. Nesta contingência é possível fazer surgir uma clínica-de-linguagem.

Mas, ainda, para escutar este sujeito é preciso escutar o seu sintoma. Pois, na clínica, o lugar de onde o sujeito fala é o mesmo de onde ele foi falado e que lhe possibilitou constituir-se subjetivamente. Assim, cabe ao terapeuta a tarefa de discernir primeiramente o que está falando no sintoma e que sujeito "isso" vem representar. É preciso escutar o que emerge da queixa enunciada pelo "paciente", para situar os lugares de enunciação que se apresentam na cena clínica. É preciso acompanhar o surgimento da demanda no "paciente", para que um sujeito de desejo possa advir em seu dizer, em sua enunciação. É preciso, ainda, reconhecer o surgimento deste sujeito, para que a linguagem volte a se abrir provocando a fuga do sentido.

Como tentamos mostrar no decorrer deste trabalho, defendemos ser esta a concepção de sujeito — que se efetiva no campo da linguagem — que interessa a uma clínica-de-linguagem. Esta é também a contribuição que pensamos que a psicanálise pode trazer neste diálogo com a fonoaudiologia, ou com o campo das "disciplinas clínicas", que tem a linguagem como fundamento. Fica o desafio: conseguirmos constituir uma clínica-de-linguagem enquanto um sistema de relações entre diferentes modalidades de saber-fazer-com-a-linguagem.

Esse sistema deve ser relativo a um determinado conceito de linguagem. Tomado em sua totalidade, ele representaria uma "linguagem", cujo sistema minimalista estaria representado por determinadas práticas de referência, onde cada uma "vale" por sua diferença no interior do Sistema. Gesto de transposição metafórica da questão colocada por Saussure, segundo a qual os valores emanam do Sistema (da língua).

> "Visto ser a língua um sistema em que todos os termos são solidários e o valor de um resulta tão somente da presença simultânea dos outros, segundo o esquema:"

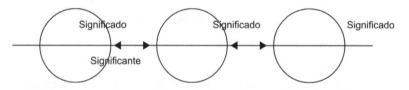

Assim, nossos conceitos passam a ter "valor" por serem eles próprios *"puramente diferenciais, definidos não positivamente por seu conteúdo, mas negativamente por sua relação com os outros termos que emanam do sistema"* (Saussure, 1989, 136).

Não se trata mais de pensarmos na relação entre diferentes campos, mas de pensarmos a relação entre diferenças no interior de determinado campo. Teríamos, assim, por exemplo, que pensar o significado de linguagem em seu significante lingüístico (saussureano, jakobsoniano, benvenistiano), em seu significante psicanalítico (lacaniano), em seu significante fonoaudiológico etc. Cada qual compondo-se ao produzir sua significação diferencial. Assim, ligados entre si por pontos de contato e não de identidade, a significação deste conceito de linguagem será produzida pelo jogo diferencial entre os significantes de cada sistema particular dentro do sistema geral. Não se trataria mais de psicanálise estrito senso ou de fonoaudiologia, mas da relação que se produz deste diálogo em seus efeitos de linguagem.

Economizando uma série de mediações necessárias para demonstrar estas correlações, enunciaremos nossa concepção de linguagem como a de um saber que se articula por um ato de enunciação, do qual deduz-se um sujeito em sua condição de singularidade. Com isso passamos a considerar a prática clínica como uma modalidade de saber-fazer-com-a-linguagem, que não pode existir sem um sujeito.

Dissemos ainda, que é preciso passarmos da noção de quadro para a noção de cena clínica, onde este saber-fazer-com-a-linguagem possa ser relativo a um saber-fazer-com-o-sintoma. Pois, a linguagem que tem propriedades relativas ao sintoma é a mesma que tem propriedades relativas ao sujeito. Sendo que, tanto a linguagem quanto o sintoma, para dizerem de um sujeito, devem alçar-se a sua condição de singularidade.

Relançamos, assim, a questão. Mas, então, haveria uma forma singular de lidar com o sintoma?

São algumas das questões que podemos nos colocar a partir de uma clínica-de-linguagem.

REFERÊNCIAS BIBLIOGRÁFICAS

Benveniste, É. (1988). *Problemas de lingüística geral I*. Campinas, Pontes.

_____. (1989). *Problemas de lingüística geral II*. Campinas, Pontes.

Bouquet, S. (2000). *Introdução à leitura de Saussure*. São Paulo, Cultrix.

Darmon, M. (1994). *Ensaios sobre topologia lacaniana*. Porto Alegre, Artes

ALGUMAS CONSIDERAÇÕES SOBRE A CLÍNICA-DE-LINGUAGEM E O SINTOMA NA LINGUAGEM 113

Médicas. Série Discurso Psicanalítico.

Flores, V. (1999). *Lingüística e psicanálise: princípios de uma semântica da enunciação.* Porto Alegre, EDIPUCRS.

Foucault, M. (1990). *Tecnologias del yo.* Barcelona, Paidós.

Goethe, J.W. (1991). *Fausto.* Rio de Janeiro, Vila Rica.

Jakobson, R. (1969). *Lingüística e comunicação.* São Paulo, Cultrix.

Lacan, J. (1998). *Escritos.* Rio de Janeiro, Jorge Zahar Editor.

_____. (1998). *O seminário, Livro 5. As formações do inconsciente.* Rio de Janeiro, Jorge Zahar Editor.

_____. (1985). *O seminário, Livro 11. Os quatro conceitos fundamentais da psicanálise.* Rio de Janeiro, Jorge Zahar Editor.

_____. (1982). *O seminário, Livro 20. Mais Ainda.* Rio de Janeiro, Jorge Zahar Editor.

Quinet, A. (2000). *A descoberta do inconsciente: do desejo ao sintoma.* Rio de Janeiro, Jorge Zahar Editor.

Saussure, F. (1975), *Curso de lingüística geral.* São Paulo, Cultrix.

Sibemberg, N. (1998). Autismo e linguagem. In: *Escritos da Criança.* Porto Alegre, Centro Lydia Coriat, 5, 60-71.

Souza, A.M. (2004). *Precisões clínicas em psicanálise.* Fotocópia.

Trois, J.F.M. (2003). Interrogações sobre uma falta comum: o sintoma na fala. Trabalho apresentado na mesa-redonda: Lingüística e o sintoma da/na fala na aquisição desviante da linguagem. Coordenação do Prof. Dr. Valdir do Nascimento Flores (UFRGS). *6° Encontro Nacional Sobre Aquisição da Linguagem.* Porto Alegre, PUCRS.

Wittgenstein, L. (1985). *Investigações filosóficas.* Lisboa, Fundação Caloustre Gulbenkian.

Anexo

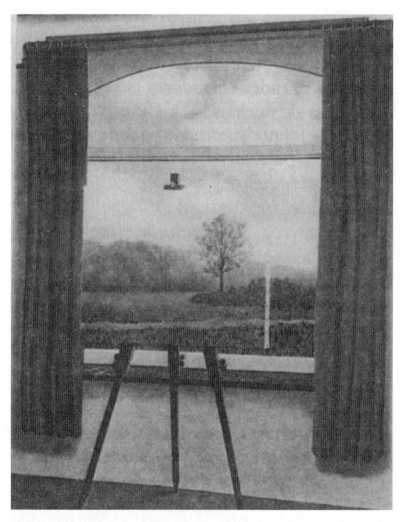

Quadro *La condition humaine* (1935). R. Magritte.

A CLÍNICA FONOAUDIOLÓGICA À LUZ DA TEORIA WINNICOTTIANA: UM CASO DE PSICOSE INFANTIL

Carla Guterres Graña

INTRODUÇÃO

Neste estudo demonstrarei o uso pessoal que faço da teoria psicanalítica winnicottiana no atendimento fonoaudiológico de crianças com transtornos graves do desenvolvimento (autismo e psicose infantil). Por que escolhi a psicanálise winnicottiana para fazer fronteira[41] com a clínica fonoaudiológica? Acredito que esta escolha foi, primeiramente, fruto do meu interesse pelo brincar infantil, já que o meu objetivo inicial era pesquisar a atividade lúdica tal como era contemplada pela fonoaudiologia no trabalho clínico com crianças[42]. Encontrei em Winnicott uma ampla teorização sobre o brincar e também o relato de inúmeros casos atendidos pelo psicanalista, em que esta atividade aparecia como o próprio e único meio de realizar a terapia infantil com seus pequenos

---

[41] Refiro-me aqui a fronteira proposta por Cunha (1997) como o lugar a ser habitado pelo fonoaudiólogo no diálogo com a psicanálise.

[42] Esse tema foi amplamente explorado na minha dissertação de Mestrado, que tem como título: *Falando com Brinquedos: dizeres e fazeres do fonoaudiólogo em sua atividade clínica com crianças*, defendida na Universidade Tuiuti do Paraná, em setembro de 2003.

pacientes. Deparei-me, em seus relatos, com situações bastante semelhantes às que eu encontrava em minha clínica com pacientes graves e fui tocada, principalmente, por suas reflexões sobre a importância do ambiente e das peculiaridades da relação precoce entre as mães e os bebês em condições sadias e patológicas. Cunha (1997) aponta que, para o tratamento fonoaudiológico de crianças diagnosticadas como psicóticas ou *borderlines*, a aproximação teórica feita pelo fonoaudiólogo com a psicanálise deverá abranger teorias que tratem dos aspectos referentes ao processo de individuação e de subjetivação da criança: *"Considero ser esse um problema que merece maior investigação a partir, inclusive, de outras tendências teóricas advindas da psicanálise freudiana — que aqui foi o meu ponto de partida e também de chegada"* (p. 150).

Comecei, então, a participar de grupos de estudos sobre a obra de Winnicott e, nestes encontros, para minha surpresa, encontrei profissionais de diferentes áreas também curiosos e interessados em ampliar o conhecimento de sua teoria, como pediatras, pedagogos, assistentes sociais, educadores etc. Desta forma, pude certificar-me de que a obra do psicanalista inglês era, não apenas importante, mas utilizável por qualquer profissional que exercesse algum trabalho junto às crianças, tivesse este uma função terapêutica ou não.

Começarei por apresentar um resumo das principais idéias desenvolvidas por D. W. Winnicott sobre o desenvolvimento emocional primitivo normal e patológico, relacionando estes aspectos aos distúrbios de linguagem. O trânsito de um estado de não-integração em direção à integração, à personalização e à realização, com a ocorrência da separação eu/não-eu, será ilustrado a partir de um caso clínico de uma criança de três anos,

O DESENVOLVIMENTO EMOCIONAL PRIMITIVO
E A AQUISIÇÃO DA LINGUAGEM

diagnosticada como psicótica, atendida regularmente por mim, por um período de dois anos.

Donald Winnicott, pediatra e psicanalista inglês, revolucionou o pensamento psicanalítico, entre outras coisas, com a afirmação de que *"não existe tal coisa como um bebê"* (*"There's no such thing as a baby"*), (Winnicott, 1942); através desta afirmação, hoje um tanto óbvia para nós terapeutas de crianças acostumados a utilizar freqüentemente a expressão "relação mãe-bebê", Winnicott, o mais importante psicanalista infantil contemporâneo (atendeu mais de 60.000 crianças e mães, segundo M. Masud Kahn, um de seus biógrafos), provocou espanto para a época, quando os fatores relacionais ou interacionais não haviam ainda entrado no foco da observação e da teorização psicanalíticas.

O que, basicamente, Winnicott quis dizer com esta frase é que quando um bebê nasce, ele é uma unidade-dual com sua mãe, ou seja, ele é bebê + mãe, e não existe ainda um *eu* e um *não-eu* distinguidos. Para que essa fusão se realize é necessário que ocorra uma modificação no comportamento da mãe, é necessário que ela possa, ao longo da gestação, regredir ao nível elementar de funcionamento psíquico do seu bebê e, assim, identificar-se com ele para entender e atender as suas demandas iniciais. Não é incomum observarmos comportamentos "estranhos" nas gestantes que encontram-se no final do período gestacional; a futura mamãe encontra-se em um estado de hipersensibilidade, de retraimento, de fragilidade e de dissociação, ou seja, a mãe naquele momento encontra-se "psiquicamente doente". Winnicott utiliza a expressão "doença sadia", pois, para ele, a mulher deverá ter a saúde necessária tanto para possibilitar a ocorrência deste estado, quanto para recuperar-se dele à medida que o bebê vai crescendo. A esse processo regressivo natural, Winnicott denominou "preocupação materna primária".

Quando o bebê nasce ele deverá, portanto, encontrar uma mãe regredida e identificada com ele, capaz de adaptar-se delicadamente às suas necessidades e a fornecer um contexto favorável para a construção da sua individualidade; o bebê sente-se correspondido e pode, então, experimentar plenamente a sensação de ser, e é com base nesta vivência inicial de plenitude que o eu irá gradualmente constituir-se no tempo.

O bebê, neste momento, é "absolutamente dependente" da mãe e ela terá como tarefa, iludi-lo em um primeiro momento, fazendo-o acreditar que o corpo dela é dele e que o corpo dele é dela também. Em um artigo denominado "O papel de espelho da mãe e da família no desenvolvimento infantil", de 1967, Winnicott faz referência ao primeiro espelho com o qual o bebê tem contato. Winnicott afirma que o rosto materno é este espelho e que quando o bebê o olha, ele deverá enxergar a si próprio. Conforme Winnicott, este estágio será anterior ao "estágio do espelho" de Jacques Lacan, porque neste último encontra-se já um rudimento do eu, um ego em adiantada formação. Lemos (1989) descreve como o primeiro processo dialógico existente entre o adulto e a criança, o da *especularidade*, que consiste na fase que o adulto (mãe) vai espelhar a produção vocal e interpretar as ações vocais do bebê. A mãe cria sentidos para a fala de quem ainda não possui fala.

A CLÍNICA FONOAUDIOLÓGICA À LUZ DA TEORIA WINNICOTTIANA   119

Poderíamos pensar que a mãe também pode funcionar como um *espelho vocal* nesta fase do desenvolvimento do *infans*; a mãe encontra-se suficientemente regredida e capaz de perceber sinais muito sutis de comunicação no seu bebê, tomando-o como um significante e articulando-o com outros significantes, devolvendo para o bebê, algo que é fruto de uma circulação discursiva que o precede: *"Ao incorporar um fragmento da produção da criança à sua, a mãe o coloca em funcionamento na sua voz e abre caminho para a circulação da linguagem"* (Lier-De Vitto, 1997, p. 138).

Após determinado tempo, quando a mãe percebe que o bebê já é capaz de suportar a sua falta, ela começará, progressivamente, a retornar a outras atividades e interesses de sua vida, que nos últimos tempos foram deixados em segundo plano. Normalmente, o trabalho, a vida social e o marido (o pai, por sua vez, começa a sair do lugar de protetor e de assegurador da unidade mãe-bebê e a assumir um papel mais ativo na relação com a mulher e o filho, exercendo a função paterna na sua mais efetiva dimensão) começam a ganhar importância outra vez na vida da mulher, propiciando uma separação progressiva da fusão inicial entre a mãe e o bebê. Se a primeira tarefa materna era a da ilusão, a segunda e não menos importante, será a da desilusão. Quando o bebê chorar, a mãe não abrirá mão do que está fazendo naquele exato momento para atendê-lo; ela agora sabe que ele é capaz de tolerar uma pequena frustração, e que esta frustração não trará mais o perigo de aniquilamento dos primeiros meses. O "cuidado negativo" ou "negligência ativa" (*negative care* ou *alive neglect*), assim descrito por Winnicott em 1949, será introduzido pela mãe na relação de forma delicada e em doses muito sutis.

Recordo-me, neste momento, de uma cena do filme *Ray*, do diretor Taylor Hackford, que conta a vida do talentoso e mundialmente conhecido músico Ray Charles. O filme é ambientado na década de 1930, em Albany (uma pequena e pobre cidade do estado de Geórgia), onde nasceu Ray. Sua infância é marcada por um fato terrível; ele fica cego aos sete anos de idade, após testemunhar a morte acidental de um irmão mais novo, o qual não consegue socorrer. A cena que tentarei aqui descrever, se passa na época em que Ray já havia perdido a visão e estava, com a ajuda da mãe, aprendendo a lidar com a deficiência. A mãe de Ray encontra-se na cozinha, quando o menino entra pela porta da frente. Ele caminha tateando e gritando por ela. Ela permanece em silêncio e olha para ele. O menino choca-se em um móvel e cai no chão, chora e grita mais forte pela mãe. Ela, porém, se mantém silenciosa, imóvel e angustiada. O menino levanta-se e começa a prestar atenção aos ruídos ambientais (o vento, as roupas balançando no varal, o sino da porta e o cricri de um grilo). Guia-se atentamente pela audição e pára de chorar. Persegue o grilo, tateando com as mãos, com o corpo, e com os ouvidos, até capturá-lo. A mãe permanece imóvel. O menino sorri diante da sua conquista e segura firmemente o grilo em uma das mãos. A mãe sorri também. O menino, então, levanta-se e tateia pela sala em direção à mãe, que o abraça. Ele sabia que a mãe estava ali e ela sabia que ele era capaz de encontrá-la.

O que acabo de descrever é uma situação que ilustra o que acontece sadiamente na relação entre a mãe e o bebê. Na situação do filme, entretanto, estamos diante de um menino que já possui um eu estabelecido, diferentemente da situação à qual me referi antes; porém o que eu gostaria de salientar com o relato é a atitude da mãe de Ray com relação ao filho: seu silêncio, sua espera, seu controle, sua tolerância com sua própria dor e a capacidade de propiciar a gradativa independência do filho, através da falta dosada. O ser humano só é capaz de criar e de criar-se na falta. Não criamos porque somos inteiramente completos e, sim, porque sempre nos faltam pedaços. Quando tapamos um buraco, outro se abre automaticamente dentro de nós, durante toda a vida. Sabemos disto desde Platão, e continuamos aprendendo com Winnicott, Lacan e outros autores.

A dupla tarefa da mãe de desiludir, depois de ter iludido, propicia a vivência da falta, o buraco (*gap*), e conseqüentemente, ativa a capacidade do bebê de criar algo externo a ambos, uma terceira zona em que ele experiencia o viver, através da possibilidade de brincar com outros objetos que não sejam o corpo da mãe, e de produzir a fala em sua própria boca e não somente utilizar-se da fala da boca de sua mãe. A criança transita da "dependência absoluta" para a "dependência relativa" e ruma, subseqüentemente, para a sua independência.

Ao longo de sua obra, Winnicott trabalhou exaustivamente com os conceitos de "fenômenos transicionais" e "objetos transicionais" (1951), os quais constituem a sua contribuição maior, para descrever e nomear esta terceira zona de experiência, que surge espontaneamente entre a mãe e o seu bebê. Em Freud, mais especificamente em *Além do princípio do prazer* (1920), observamos já uma *intuição do transicional* apresentada através do estudo do jogo do *fort-da*, interpretado como tentativa de perlaboração de uma angústia depressiva sofrida por um menino na ausência da mãe. No caso, o objeto citado por Freud é um carretel, amarrado em uma linha, o qual o menino joga para fora do seu berço vocalizando a palavra *fort* (fora, longe) e puxa ao seu encontro, vocalizando *da* (aí, ali).

Winnicott vai descrever algo que toda mãe pode observar em seu bebê no período de quatro a 12 meses: o apego a um objeto, normalmente de característica macia, que a criança irá carregar de um lado para outro como se fosse parte dela; esses objetos são freqüentemente as fraldinhas, os trapinhos, os ursinhos, as bonecas de pano etc. As mães imediatamente parecem compreender a importância desse objeto para seus filhos, permitindo esse apego (elas não se incomodam de levar o objeto a todos os lugares por onde a família passa) e tolerando as precárias condições higiênicas em que esses objetos podem se encontrar. Winnicott não se limitará apenas a descrição desses objetos, até porque para o psicanalista, não são os objetos em si o mais importante, mas a experiência adquirida ao longo da transição do estado em que a criança se encontra ainda fusionada à mãe, para um estado onde reconhece a mãe como algo externo a si, o que possibilita ao bebê relacionar-se com a mãe como um objeto externo a ele, um "outro", propriamente. O esquema abaixo, apresentado por Winnicott, em 1952 (p. 309), ilustra a criação deste espaço.

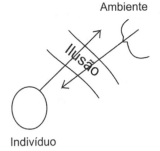

FIG. 11
PRIMEIRA MAMADA TEÓRICA

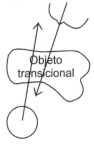

FIG. 12
VALOR POSITIVO DA ILUSÃO
A PRIMEIRA POSSE -
OBJETO TRANSICIONAL

Na figura 11, Winnicott apresenta a situação na qual a adaptação suficientemente boa da mãe dá a ilusão ao bebê de que existe uma realidade "externa" que corresponde exatamente à sua capacidade de criar (criatividade primária). A mãe se orienta, então, no sentido de tornar concreto aquilo que o bebê está pronto para encontrar. O bebê possui a ilusão de que o seio é dele, é ele; a mãe apresenta o seio real ao bebê justamente no momento que ele está pronto para inventá-lo. O seio da ilusão do bebê é um objeto "subjetivamente concebido" e o seio real da mãe é um objeto "objetivamente percebido", dirá Winnicott, em 1951.

Na figura 12, observamos já a inclusão do objeto transicional ocupando o espaço intermediário e dando substância e forma para a ilusão do bebê. É o espaço que se abriu entre a realidade interna (subjetiva) do bebê e o reconhecimento do mundo exterior (objetivo), como um objeto não-eu. O objeto transicional representa, portanto, o início da relação do bebê com o mundo, é a zona intermediária entre os domínios da subjetividade e da objetividade. Os objetos transicionais não desaparecem da vida da criança, eles se desdobram e se diversificam em outras manifestações da vida, como o brincar e as diferentes utilizações da linguagem e da fala pela criança, ampliando-se esse desdobramento na existência adulta, através dos "objetos da cultura" (Graña, 1991), como a arte, a literatura, a filosofia, as atividades esportivas etc.

Como o objeto transicional, que emerge na zona interrmediária entre mãe e bebê, podemos pensar que a palavra falada também possui esta característica de transicionalidade. Se, em um primeiro momento, a mãe empresta a sua fala para o seu filho, assim como empresta o seu corpo e o seu rosto (espelho) para que ele se sinta significado e acolhido pelo mundo, o balbucio ou as primeiras palavras emitidas pela criança demarcam mais claramente o aparecimento de uma terceira zona, a da inter-ação e da mutualidade (Bettelheim, 1967 e Winnicott, 1969) da díade. O bebê não enxerga mais a mãe, mas balbucia, e isto a presentifica e de certa maneira que o tranqüiliza:

> *Por essa definição (objetos e fenômenos transicionais), o balbucio de um bebê e o modo como uma criança mais velha entoa um repertório de canções e melodias enquanto se prepara para dormir, incidem na área intermediária enquanto fenômenos transicionais, juntamente com o uso que é dado a objetos que não fazem parte do corpo do bebê, embora ainda não sejam plenamente reconhecidos como pertencentes à realidade externa (1971, p. 14).*

Winnicott (1951) menciona também, o aparecimento intencional da fala por parte do bebê, com o intuito de nomear o objeto transicional:

> *Quando o bebê passa a usar sons organizados (mmmm, tá, dá), pode aparecer uma 'palavra' para o objeto transicional. O nome dado pelo bebê para esses objetos iniciais é freqüentemente significativo, e normalmente traz incorporada a parte de uma palavra usada pelos adultos. Por exemplo, o nome pode ser 'Baa', o 'b' sendo parte da palavra 'bebê' (p. 320).*

A mãe também utiliza a palavra como objeto transicional quando, por exemplo, o bebê começa a chorar e ela o tranqüiliza de um outro local da casa, dizendo ao bebê que já está indo ao encontro dele; ela não o gratifica imediatamente com a sua presença visível, mas com a sua voz e a sua fala. A mãe "nomeia sua presença" para alguém que ainda não consegue simbolizar a sua falta. A "palavra transicional" (Barthes, 2003) ocupa o lugar em que estaria o objeto real, a palavra está no lugar da ausência que foi antecedida pela presença materna e carrega com ela toda a potencialidade simbólica do corpo, o cheiro, o calor, a textura e a ação da mãe comumente dirigida ao bebê. Esta palavra contém a vivência na sua forma.

Como propõe Roland Barthes,

> *"cria-se, assim, mediante revezamentos de uma complicação variável, palavras 'queridas', palavras 'favoráveis' (no sentido mágico do termo), palavras 'maravilhosas' (brilhantes e felizes). São palavras transicionais, análogas a essas pontas de travesseiro, a esses cantos de lençol que a criança chupa com obstinação. Como para a criança, essas palavras queridas fazem parte da área de jogo; e como os objetos transicionais, elas têm um estatuto incerto; é, no fundo, uma espécie de ausência do objeto, do sentido, que elas colocam em cena: apesar da dureza de seus contornos, da força de sua repetição, são palavras fluidas, flutuantes, elas procuram tornar-se fetiches"* (1993, p. 147).

Até aqui, enumerei as etapas do desenvolvimento emocional primitivo saudável, conforme proposto por Winnicott; me ocuparei agora de descrever o desenvolvimento não-saudável, ou seja, a psicopatologia infantil e mais especificamente, a psicose infantil, baseando-me no mesmo autor.

A PSICOSE INFANTIL E OS DISTÚRBIOS DA LINGUAGEM

Para Winnicott, o diagnóstico de psicose é feito quando existe um desencontro importante entre bebê e ambiente (mãe), em estágios muito precoces do desenvolvimento, levando a criança a se organizar de uma maneira defensiva. Se o ambiente não consegue adaptar-se adequadamente ao bebê, essa falha é sentida pelo bebê como um aniquilamento da linha da continuidade do ser (continuity of being), produzindo uma organização defensiva (retorno ao isolamento) para repudiar a intrusão ambiental. Utilizarei outro esquema de Winnicott, para exemplificar esse processo (1952, p. 309).

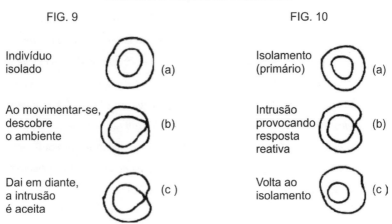

Na figura 9, observamos a ilustração do desenvolvimento normal. Neste estágio, o bebê faz um movimento espontâneo em direção ao ambiente e é correspondido no mesmo instante; desta forma o bebê pode voltar ao seu estado de isolamento, ou de não-integração. Como exemplo, podemos pensar no bebê que procura a mãe com os olhos no momento da amamentação e é correspondido com o olhar desta, ou no bebê que balbucia e sua mãe logo oferece e empresta um significado para aqueles sons desprovidos inicialmente de intenção.

Na figura 10, o ambiente não espera o gesto espontâneo do bebê (*spontaneous gesture*); desta forma ocorre uma intrusão (*impingement*) que leva o bebê a reagir. Reagir é o contrário de ser. Essa experiência produz, portanto, distorções psicóticas do conjunto bebê-mãe que provocam uma perda na sensação de ser, que é readquirida somente pelo retorno ao isolamento. Quando o bebê reage, ele não mantém a linha da continuidade do ser, ou seja, ele se distancia da espontaneidade do seu núcleo original, não permitindo desta forma uma integração sadia do eu. No entanto, quando o bebê usufrui uma sucessão de experiências agradáveis e contínuas com o ambiente, ele pode experimentar a sensação de existir e, desta maneira, a construção do eu pode estabelecer-se em bases seguras e originais. A partir deste momento, o bebê começa a brincar, a utilizar a linguagem e a expressar-se no mundo de forma genuína e total. O abalo deste momento inicial de contato do bebê com o mundo interfere em todas as suas outras relações objetais. O bebê que não é "suficientemente" olhado, falado e sustentado não poderá desenvolver-se de forma total.

Se considerarmos a linguagem como um aspecto inteiramente relacionado com a constituição do indivíduo, uma das formas mais importantes pela qual o ser se diz, e como uma das maneiras de apoderar-se de si mesmo e do mundo exterior, poderemos entender as perturbações na linguagem como indissociáveis das perturbações psíquicas do indivíduo, sobretudo do campo transicional. Através de um caso clínico tentarei relacionar as perturbações do desenvolvimento emocional primitivo com os sintomas de linguagem, tal como se manifestam na clínica fonoaudiológica.

A HISTÓRIA DE MATHIAS

Mathias é um menino de três anos de idade, quando chega para atendimento fonoaudiológico. A mãe procura-me devido a insistência da escola para que a criança realize uma avaliação fonoaudiológica. A escola refere que Mathias apresenta "alterações da fala" e "comportamentos estranhos". Quando questionadas sobre o que seriam estes "comportamentos estranhos", a professora e a pedagoga da escola relataram que o menino passava a maior parte do tempo isolado, balançando-se de um lado para o outro, olhando para a parede da sala de aula ou arrastando-se pelo chão e entre as mesas e cadeiras dos colegas.

Mathias não foi planejado e sua chegada parece ter "atrapalhado" a dinâmica familiar que estava organizada antes do seu nascimento. A mãe do menino refere que ela e o marido não pensavam em ter outro filho (o casal já possuía um menino de quatro anos, quando ocorreu o nascimento de Mathias) e que a vinda deste segundo filho "perturbou" a vida de todos. Segundo a mãe e o pai de Mathias, o filho mais velho (João) é um menino muito inteligente que aprendeu a falar, ler e escrever muito mais rápido que as outras crianças da sua idade. João fica sob os cuidados da avó materna, que é professora aposentada e que passa a maior parte do tempo "ensinando" letras e números para o menino. Os pais relatam que Mathias parece não possuir a mesma "inteligência" do filho mais velho e que desconfiam que o menino encontrará dificuldades para alfabetizar-se.

A mãe de Mathias relata que a gestação foi tranqüila, que o parto foi normal e que Mathias nasceu em boas condições. Quando Mathias completou um mês de vida, a mãe retornou ao trabalho, entregando Mathias aos cuidados do pai e de uma babá.

A CLÍNICA FONOAUDIOLÓGICA À LUZ DA TEORIA WINNICOTTIANA

O pai, na época, trabalhava em casa e tinha maior disponibilidade de tempo para tomar conta do menino. Desta forma, ele se ocupou dos cuidados maternos de Mathias, como dar banho, dar comida, vesti-lo e colocá-lo para dormir (o menino até hoje dorme na cama dos pais segurando a orelha do pai).

Os pais de Mathias relatam que ele foi um bebê muito calmo e que não dava trabalho algum e que ainda hoje, Mathias contenta-se em ficar sozinho, brincando com jogos de encaixe (tipo Lego), "não perturbando" e raramente demandando atenção dos pais. Eles relatam que o fato de Mathias ser quietinho é muito bom, pois o filho mais velho é muito "grudado" com a mãe e quando ela está em casa, a atenção é toda dirigida para ele. Bettelheim (1987) e Laing (1978) relatam a ocorrência desse tipo de discurso nos pais dos bebês autistas e esquizofrênicos; estes descrevem os seus filhos como bebês pouco exigentes, bebês obedientes, bebês que nunca choram, bebês sempre satisfeitos, bebês que mamam sem entusiasmo e bebês sempre limpinhos (normalmente adquirem controle esfincteriano mais cedo do que a maioria dos bebês). Os pais destas crianças costumam também relatar, segundo os autores citados, que no segundo ano de vida, as crianças tendem a se distrair sozinhas com atividades estereotipadas (cantarolar canções, folhar páginas de livros, girar objetos, movimentar o corpo etc.) e que permanecem no ambiente sem exigir atenção. Winnicott (1948): *"Bebês sadios choram, de modo algum aceitam tudo de boa vontade, têm vontades próprias, são na verdade um **problema**"* (o grifo é meu, p. 306).

Se pensarmos que um bebê normalmente é ativo, insatisfeito, exigente e desejoso da atenção e do contato com o outro, podemos pensar que, no desenvolvimento destas crianças (psicóticas ou esquizofrênicas), a força vital do seu ser não se expressa em totalidade na relação. Podemos pensar, também, que a maneira como este comportamento do bebê (inexpressivo e passivo) é interpretado pelos pais colabora para uma não-constituição psíquica da criança sem investir na sua condição falante. Estas condutas são compreendidas como um bom comportamento e não como uma grave falha da expressão e realização dos impulsos básicos do bebê, existindo, segundo Laing (1978), uma franca aprovação da ausência de ação pessoal. Para retornarmos a Winnicott, diríamos que existe aqui um desencontro entre bebê e mãe; por um lado, temos um bebê pouco responsivo ao outro, e do outro lado, temos uma mãe que provavelmente não regrediu o suficiente para compreender as sutilezas da mensagem do seu bebê, sendo, portanto, condescendente com um comportamento que não possibilita a plena expressão do ser do bebê no mundo.

Mathias não foi amamentado porque, segundo a mãe, não conseguia sugar o seio materno ("não tinha força" e "não gostava"); portanto, a alimentação inicial foi feita através de mamadeira. O menino, segundo o relato dos pais, apresenta ainda dificuldades alimentares, nega-se a mastigar alimentos sólidos e não tem muito apetite. Questionados sobre o desenvolvimento da linguagem, os pais relataram que Mathias começou a falar mais tarde que o irmão, mais ou menos por volta dos dois anos, e que sua primeira palavra foi "papai" (esta palavra era utilizada por Mathias para nomear indistintamente a mãe e o pai). Atualmente, os pais descrevem a fala de Mathias como "atrapalhada" e "confusa". Winnicott (1948) fala da importância da amamentação para o encontro e para a comunicação do bebê com a sua mãe, e também da amamentação como o primeiro espaço potencial de brinquedo entre eles. Winnicott observou que, com doze semanas, um bebê irá às vezes alimentar a mãe enquanto mama, colocando o dedo em sua boca. *"Sem a possibilidade de brincar o bebê e a mãe permanecem estranhos um para o outro"* (1948, p. 243). Até aqui o que observamos na história de Mathias é exatamente o que Winnicott descreveu como um eterno desencontro entre ele e sua mãe. Nada aconteceu entre eles, nem o desejo, nem o brinquedo, nem a linguagem.

Os primeiros encontros: A "Ota Tala" e o gesto espontâneo

Mathias era exatamente uma criança assim, conforme o descrevia a mãe: calado, apático e muito "bonzinho". Ajustou-se a viver em um mundo, onde o seu eu não parecia encontrar expressão. Conheci Mathias nessas condições. Nosso primeiro encontro foi marcado pela sua indiferença com relação a minha pessoa. Mathias entrava na sala sem me olhar e procurava logo os jogos de encaixe. Sentava-se de costas para mim e montava e desmontava as peças do jogo durante toda a sessão. Em outros momentos, virava todas as caixas de jogos no chão e atirava as cadeiras contra a mesa, ou permanecia sentado por um longo tempo, balançando-se de um lado para o outro (como nos estados autísticos descritos por Tustim, 1972). Os eventuais contato comigo eram com a finalidade de abrir uma caixa ou encaixar alguma peça que ele não conseguia sozinho. A fala de Mathias era marcada por alterações no nível fonêmico (omissões e substituições de fonemas) e no nível morfo-sintático (omissões de sujeitos e verbos). Do ponto de vista funcional, Mathias apresentava hipotonia generalizada dos órgãos fonoarticulatórios e alterações do modo respiratório (bucal). Algumas características específicas da linguagem dos quadros psicóticos, também apareciam na fala de Mathias, como a inversão pronominal (utilizava a terceira pessoa do singular no lugar da primeira pessoa) e ausência de metaforização (o significado das palavras é compreendida pela criança de uma maneira única, concreta e intransferível). As alterações da linguagem são compreendidas, nesta perspectiva, como sintomas que possuem valor simbólico e representacional das questões subjetivas da criança e não como uma série de "erros" de regras lingüísticas a serem "corrigidas" e "ensinadas" pelo fonoaudiólogo. Estas alterações fazem parte do estado de não-integração de Mathias. Estamos diante de um menino que não aconteceu como indivíduo, encontrando-se impedido de desenvolver sua própria linguagem.

Durante algum tempo nos encontrávamos desta maneira: ele entrava na sala, procurava os brinquedos e sentava de costas para mim; eu permanecia ali, às vezes imitando algumas de suas ações, outras vezes emprestando minha fala para descrever as suas ações ("Mathias encaixou a peça", "agora pegou uma outra" etc.) e, em muitas outras vezes, simplesmente permanecendo em silêncio ao seu lado. Pretendia oferecer, assim, um ambiente favorável, estável e tranqüilo para que Mathias se instalasse melhor. A ênfase do trabalho fonoaudiológico, naquele momento, recaía sobre o manejo do ambiente. Eu esperava a qualquer instante o gesto espontâneo de Mathias em minha direção.

No trabalho com crianças psicóticas, em um primeiro momento, para possibilitar o estabelecimento do vínculo terapeuta-paciente, freqüentemente o mais importante é o *holding* ambiental fornecido pelo terapeuta, que se manifesta

A CLÍNICA FONOAUDIOLÓGICA À LUZ DA TEORIA WINNICOTTIANA 133

através da sua presença real e atenta, da disponibilidade do seu corpo, da sua sala, e menos das suas interpretações verbais ou de "exercícios" fonoaudiológicos. Muitas vezes, o terapeuta (fonoaudiólogo, psicólogo ou pedagogo) angustia-se com a condição desconfortável imposta a ele por este tipo de criança. O terapeuta é utilizado apenas como um instrumento, servindo para abrir caixas e brinquedos — como era o meu caso — ou deve simplesmente estar presente na sala, sendo o ponto de referência a partir do qual a criança possa ir e voltar, como nos mostra Winnicott[43]. O trabalho com a contratransferência, principalmente nestes casos graves, é essencialmente importante, pois o terapeuta não existe ainda para a criança como um "outro"; ele simplesmente é confundido com os demais objetos presentes na sala de atendimento pelos quais sua imagem se dissemina. Este comportamento da criança pode facilmente ser visto pelos terapeutas mais inexperientes como um "não gostar do terapeuta" ou um caso de "má-educação da criança" ou, ainda, pode sugerir que a criança se encaixe em algum diagnóstico da moda como o "transtorno de déficit de atenção e/ou hiperatividade" tão ligeira e generosamente distribuído pelos neuropediatras e psiquiatras infantis.

Um dia, enquanto eu encaixava peças imitando o que ele fazia, Mathias aproximou-se de mim e encostou lentamente sua

---

[43] Winnicott (1948) relata um caso que ilustra muito bem este momento da terapia onde o terapeuta é utilizado como instrumento: *"Quando veio a mim (menino esquizofrênico com cinco anos de idade) o menino passou uns três a quatro meses simplesmente andando em minha direção e afastando-se em seguida, testando a minha capacidade de proporcionar acesso direto e liberdade para se afastar. Aos poucos o menino permitiu-se sentar no meu colo e ir adiante, estabelecendo um contado afetuoso . Na fase seguinte ele entrava dentro do meu casaco, e disso desenvolveu-se um jogo de escorregar para o chão de cabeça para baixo por entre as minhas pernas. Durante todo esse período eu fiz muito poucas interpretações verbais"* (1948, p. 246).

perna na minha[44]. Fiquei imóvel. Quase não acreditei. Deixei a minha perna ali, encostada na dele. O primeiro contato estava feito. Mathias realizou o gesto espontâneo em minha direção e eu acolhi o seu movimento. Nos próximos encontros, Mathias começou a sentar de frente para mim. Eu começava a existir no mundo de Mathias, depois de muito tempo de espera. Mathias começou a me chamar de uma maneira um tanto peculiar: "Ota Tala" ou "Uma Tala" (outra Carla ou uma Carla). Muitas vezes, quando entrava na sala, me contava que havia encontrado muitas "Umas Talas" (umas Carlas) antes de chegar ao consultório, ou ainda durante a sessão, solicitava que eu me transformasse na "outra Carla" (A ota tala. Te tantoma na ota tala! — A outra Carla. Te transforma na outra Carla!). Para Mathias, nós éramos divididos. O que deveria ser um, eram dois. Onde deveria existir a Carla existiam muitas outras Carlas, e onde deveria existir um Mathias inteiro e constituído, existia um Mathias estilhaçado, um Mathias que não tinha ainda consciência do seu eu unitário.

TRABALHANDO COM A FAMÍLIA DE MATHIAS

Concomitante às sessões de Mathias, ocorriam encontros quinzenais com a mãe e o pai do menino. Estes encontros com os pais me ajudavam a entender melhor a dinâmica familiar e também a tentar estabelecer junto com estes, uma nova maneira

---

[44] No tratamento de Piggle (1978), Winnicott relata acontecimentos semelhantes onde acontecem a busca do contato corporal da criança com o terapeuta: *"Por acaso, colocou a cabeça contra o meu joelho, bem naturalmente e sem exagero. Continuei sem dizer nada"* (p.134). Mais adiante no relato: *"Naquele ínterim sua cabeça tocou meu cotovelo. Não foi de propósito, e ela não se retraiu. Simplesmente aconteceu"* (p. 170).

A CLÍNICA FONOAUDIOLÓGICA À LUZ DA TEORIA WINNICOTTIANA   135

de incluir e enxergar Mathias como um indivíduo com necessidades e desejos. A mãe falava, nesta época, da sua dificuldade em "acolher" ambos os filhos; ou ela "acolhia" Mathias ou "acolhia" João. Relacionei esse dilema da mãe com as perguntas que Mathias me direcionava. Onde estava: — Te transforma em a outra Carla!, poderia estar: Te transforma em a outra mãe! A minha mãe (a mãe de Mathias). O trabalho com a família de Mathias foi realizado neste sentido, o de recuperar, criar, inventar o espaço de Mathias, assim como o de redefinir os papéis de mãe e pai que estavam, a princípio, invertidos. Onde deveria existir mãe, não existia, e onde deveria existir pai, existia um pai-mãe que se revezava nestas duas funções. Em um primeiro momento, os pais sugeriram em nossas conversas, que a mudança deveria ocorrer na organização dos quartos da casa. O casal já havia relatado que Mathias dormia com os dois e que João dormia em outro quarto sozinho. Pensaram, então, em comprar um beliche para o quarto de João. Aquele seria, agora, também o quarto de Mathias. A mudança estava começando a acontecer. Não na velocidade e na dimensão que eu desejaria, e que Mathias necessitava, mas da maneira possível para os pais naquele momento.

A partir deste momento ocorreram mudanças significativas no brinquedo e na fala de Mathias. O brincar que era esteriotipado, agora aparece de forma criativa, concomitantemente com a aquisição do pronome eu. Outro comportamento marcante foi a crescente necessidade de Mathias requisitar a mãe durante as sessões e também nas atividades em casa, como a realização de temas escolares e brincadeiras. Muitas vezes, a mãe deixava Mathias no consultório para sua sessão e saía da sala de espera sem avisar a mim ou ao menino, retornando, muitas vezes, depois do horário do término da sessão. Conversei, então, com a mãe sobre a necessidade da sua permanência na sala de espera. Disse-lhe que naquele momento da terapia era muito importante para Mathias que ela permanecesse na sala de espera. Ela deveria ficar "disponível" para o seu filho, para que se Mathias necessitasse falar com ela, ou simplesmente olhá-la, tivesse a certeza de que ela estaria lá. Eu tinha em mente Winnicott (1948), quando nos fala da importância da presença do corpo materno real para bebê: *"Ela está ali para ser sentida de todos os modos possíveis"* (p. 237). Ilustrarei este momento do tratamento de Mathias, com a descrição de uma sessão:

(Mathias entra na sala de atendimento e pega duas espadas. Fica com uma e atira a outra para mim)

T — *O que a gente vai fazer?*

M — *Lutá. Éta é do Mathia e éta é da ota Tala.* (Essa é do Mathias e essa é da outra Carla)

(Mathias dá um golpe na minha barriga e eu devolvo o mesmo golpe na barriga de Mathias)

M — *Eu vô te dá* .... (joga-se em cima de mim e começa a disparar muitos golpes)

T — *Aiiii! Morri.* (Deito no chão e fecho os olhos)

M — *Não ota Tala, não é de vedade.* (Não outra Carla, não é de verdade)

T — *Eu não morri de verdade. Eu fiz de faz-de-conta que morri.*

M — *Agoia ete.* (Agora esse.) Apontando para uma caixa de brinquedos

M — *Tá sem pena.* (referindo-se a um boneco da caixa)

T — *É mesmo, tá sem um pedaço.*

(M pega outro boneco sem pernas)

M — *Olha, tá sem pena.* (Olha, está sem perna)

T — *Tá todo mundo sem pernas.*

M — *Poque tá sem pena todo mundo?* (Por que tá sem perna?)

T — *Acho que tá faltando um pedaço.*

M — *Tá quebado.* (Tá quebrado)

T — *É.*

M — *E a mãe?* (Mathias levanta em direção a porta, bate muitas vezes até que eu abra; Mathias olha para a mãe e pergunta se ela não vai embora; ela lhe responde que vai ficar ali. Ele entra novamente para a sala de atendimento e fecha a porta).

Podemos observar, através deste fragmento de sessão, que o campo transicional amplia-se à medida que o brincar de Mathias se torna espontâneo e criativo e, concomitantemente a isto, constata-se uma capacidade maior de utilizar a linguagem e, inclusive, de se nomear como "eu" pela primeira vez. A luta de espadas aparece no lugar do solitário e esteriotipado jogo de encaixe — embora ainda com dificuldades para inserir a metáfora e o faz-de-conta, características estas tão próprias e inerentes ao brinquedo (*Não é di vedadi,* se referindo a minha representação de morte durante o brinquedo). Nesta época, o retraimento e o estado autístico cessaram, possibilitando a abertura de um espaço que se converteu em campo de relação de Mathias com o mundo. O "eu" aparece, então, demarcando e limitando mais claramente a fronteira entre o Mathias e o outro. Os sentimentos e as emoções são representados simbolicamente, como por exemplo durante a constatação de Mathias de que algo estava quebrado nos brinquedos e, conseqüentemente, na sua relação com a mãe. Quando esta referência aparece em sessão na fala de Mathias: — *Tá quebado*! — rapidamente aparece a angústia com relação à presença da mãe. ("Tá quebrado. Onde está a minha mãe? Ela pode ir embora!? Ela pode desaparecer?"). Ele necessita, neste momento, sair da sala e verificar a presença da mãe na sala de espera; desta forma ele garante, certificando-se da permanência da mãe, a continuidade do seu ser no tempo.

Rumo a Integração: o guardar dentro de si

À medida que Mathias vai se integrando — e isso aparece cada vez mais através da sistematização do uso do pronome "eu" na sua fala, de um maior vínculo comigo e de um brinquedo cada vez mais organizado — ele necessita e reivindica, de forma mais efetiva ainda, a presença física da sua mãe. A dependência da mãe, naquele momento, era absoluta, assim como a de um bebê que nos primeiros meses depende exclusivamente da mãe para sobreviver. A mãe de Mathias teve, então, que aprender a tolerar a dependência máxima dele em relação a ela. Em determinados momentos da terapia, Mathias chegava a abrir a porta da sala dezenas de vezes para verificar se a mãe permanecia naquele lugar.

Após algum tempo de atendimento, já não era mais necessário que Mathias abrisse a porta para assegurar-se da presença da mãe; ele agora agia de outra maneira: encostava seu corpo todo na porta e gritava muito forte para a mãe: — *Mãe, tu tá aí?* e ela respondia do lado de fora: — *Estou*. Mathias não necessitava mais ver a sua mãe para garantir sua presença na sala de espera, ele agora ouvia a sua voz e isso bastava para tranqüilizá-lo. Após alguns meses, Mathias me perguntava onde estava a mãe e logo ele mesmo se adiantava em responder: *Tá ali na sala, né?* Eu respondia que sim e que Mathias agora tinha a mãe "dentro da cabeça" (dizia isso realizando um gesto com o dedo, apontando para a cabeça de Mathias) e que ele não precisava mais olhá-la ou chamá-la para garantir que ela estava lá, mas que ele conseguia agora pensar nela, sem precisar vê-la.

Nesta mesma época, Mathias começou a apresentar um comportamento diferente na escola. A professora relatava que ele estava brincando com as outras crianças e que não permanecia mais isolado como antigamente. Além disto, Mathias começou também a me chamar de Carla, e não mais de "Uma Tala" ou "Outra Tala". Certa vez, perguntei a ele onde andavam as "Outras Carlas", e ele, para a minha surpresa, sorriu e respondeu: — *Tá tudo aí guardado dentro de ti*! Entendi esta resposta como um "tudo" que também estava dentro de Mathias e não mais misturado e dissolvido no mundo externo. A integração era evidente, existia agora uma separação entre o eu e o mundo externo. Mundo interno este tão sabiamente descrito por Mathias como um "tudo que fica guardado no interior das pessoas".

CONSIDERAÇÕES FINAIS

Com este estudo pretendi evidenciar que os pressupostos teóricos de Winnicott são fundamentais para o entendimento e atendimento de crianças graves em diferentes especialidades clínicas. Através destes conhecimentos, o terapeuta, seja ele fonoaudiólogo, psicólogo, psicanalista, assistente social, pediatra etc., encontra base para intervir sobre aspectos tão importantes do desenvolvimento, que são independentes da área de atuação do profissional, como: o estabelecimento do vínculo inicial, a compreensão da relação mãe-bebê, os usos e as funções dos objetos transicionais no desenvolvimento e na terapêutica e a utilização e o sentido do brincar na clinica de crianças. Através do material clinico apresentado procurei mostrar, mais especificamente, a aplicabilidade da teoria winnicottiana em um caso de psicose infantil, onde os distúrbios da linguagem constituíam o ponto central da problemática clínica. O entendimento da "função transicional da palavra" possibilitou-me um trabalho voltado para a expansão do self da criança, resultando este em um movimento amplo de resgate da sua linguagem.

Referências bibliográficas

Barthes, R. (2003). *Roland Barthes por Roland Barthes*. São Paulo, Editora Estação Liberdade.

Bettelheim, B. (1997). *A Fortaleza Vazia*. São Paulo, Martins Fontes. (Original publicado em 1967).

Cunha, M.C. (1997). *Fonoaudiologia e Psicanálise: a fronteira como território*. São Paulo, Editora Plexus.

De Lemos, C. (1989). Encontro Nacional de Aquisição de Linguagem. *Anais Ienal*. PUC/RS, Unicamp.

Geets, C. (1993). Donald Winnicott: pediatrìa, juegos y psicoanálisis. *Colección Perfiles*. Buenos Aires, Editoral Almagesto.

Gori, R. (1997). Entre grito e linguagem: o ato da fala. In: Anzieu et all. *Psicanálise e Linguagem: do corpo a fala*. São Paulo, Casa do Psicólogo.

Graña, R.B. (1991). Os objetos da cultura. In: Outeiral & Graña e colaboradores. *Donald W. Winnicott — estudos*. Porto Alegre, Artes Médicas.

A CLÍNICA FONOAUDIOLÓGICA À LUZ DA TEORIA WINNICOTTIANA 141

Laing, R.D. (1978). O eu dividido: estudo existencial da sanidade e da loucura. *Coleção Psicanálise*. Petrópolis, Editora Vozes, v. 3.

Lier-De Vitto, M.F. (1997). Aquisição de linguagem, distúrbios de linguagem e psiquismo: um estudo de caso. In: Lier-De Vitto (org.). *Fonoaudiologia: no sentido da Linguagem*. São Paulo, Editora Cortez.

Soulè, M. (1985). A criança que vinha do frio. Mecanismos defensivos e processos patogênicos na mãe da criança autista. In: Lebovici & Kestenberg. *A Evolução da Psicose*. Porto Alegre, Artes Médicas.

Tustim, F. (1972). *Autismo e Psicose Infantil*. Rio de Janeiro, Imago.

Winnicott, D.W. (2000). Psicose e Cuidados Maternos. In: *Da Pediatria à Psicanálise. Obras Escolhidas*. Rio de Janeiro, Imago. (Original publicado em 1952).

_____. (2000). Objetos e Fenômenos Transicionais. In: *Da Pediatria à Psicanálise. Obras Escolhidas*. Rio de Janeiro, Imago. (Original publicado em 1951).

_____. (2000). Psiquiatria e Psicanálise. In: *Da Pediatria à Psicanálise. Obras Escolhidas*. Rio de Janeiro, Imago. (Original publicado em 1948).

_____. (2000). Agitação. In: *Da Pediatria à Psicanálise. Obras Escolhidas*. Rio de Janeiro, Imago. (Original publicado em 1931).

Winnicott, D.W. (1975). Objetos Transicionais e Fenômenos Transicionais. In: *O Brincar & a Realidade*. Rio de Janeiro, Imago. (Original publicado em 1971).

Winnicott, D.W. (1993). A integração do ego no desenvolvimento da criança In: *O Ambiente e os Processos de Maturação*. Porto Alegre, Artmed. (Original publicado em 1962).

Winnicott, D.W. (1994). A experiência Mãe-Bebê de Mutualidade. In: *Explorações Psicanalíticas*. Porto Alegre, Artes Médicas. (Original publicado em1969).

Winnicott, D.W. (1979). *The Piggle: Relato do tratamento psicanalítico de uma menina*. Rio de Janeiro, Imago. (Original publicado em 1978).

CLÍNICA DE LINGUAGEM NO AUTISMO: ESTUDO DA TERAPIA DE DOIS IRMÃOS

Juliana Balestro
Ana Paula Ramos de Souza

AUTISMO, LINGUAGEM E FONOAUDIOLOGIA

O primeiro caso de autismo foi descrito por Melanie Klein, em 1930: o caso do pequeno Dick, relatado em seu artigo intitulado "A importância da formação de símbolos para o desenvolvimento do ego". Segundo Tustin (1984), esse garoto teria sido classificado como autista, por Klein, se a descrição da síndrome já tivesse sido apresentada por Leo Kanner, fato que ocorrerá treze anos mais tarde (Camargos, 2002). Tustin (op. cit.) diferencia o autismo *amebiano* do autismo *crustáceo*, apontando o primeiro como característico dos sujeitos com comprometimento orgânico, inclusive deficiência mental, e o segundo como tendo origem psicogênica, no qual, mais do que um isolamento total, há uma fuga do contato com o outro, ou seja, o sujeito portador de autismo de tipo crustáceo parece ter possibilidades cognitivas mais promissoras. Podemos observar que os quadros descritos na literatura ora se encaixam no tipo amebiano, como o quadro clássico descrito por Kanner (1943), ora estão num *continuum* com a normalidade, lembrando o tipo crustáceo como a descrição dada por Asperger (1944). Ambos autores escreveram praticamente na mesma época, trabalhando isoladamente cada um em seu país, Kanner em Baltimore (USA) e Asperger em Viena (Áustria), e descrevendo os sintomas da doença que hoje conhecemos como autismo (Bosa, 2000).

Podemos afirmar que, na linguagem e na interação com o outro, situam-se as alterações mais importantes do autismo, seja nas descrições que encontramos na literatura organicista ou na literatura psicanalítica sobre o tema.

Algumas características observadas na linguagem desses sujeitos foram a inversão pronominal (substituição do uso da primeira pessoa do singular pela terceira pessoa), presença de ecolalia imediata e tardia, uso de palavras de maneira descontextualizada e limitação da atividade espontânea. A tais fatos somam-se o atraso na aquisição da fala e o uso não-comunicativo da mesma. A linguagem não era utilizada enquanto instrumento para receber e transmitir mensagens aos outros. Kanner (1943) notou basicamente que: *"A fala consistia de palavras para nomear objetos, adjetivos, lista de animais, nomes de pessoas, frases provenientes de poemas ou fragmento de frases"* (Kanner, 1943, p. 242). No entanto, pensando em uma visão psicanalítica, mais do que não conseguir a comunicação, o que o autista não consegue é ser na linguagem.

Kanner (1943) ainda relata a dificuldade dessas crianças com a proximidade física e, além da ausência de comprometimento no plano físico, podem ocorrer dificuldades nas atividades motoras globais. Ele observou ainda a presença obsessiva de manutenção da rotina, levando a uma restrita variedade de atividade espontânea. Se algo é modificado, mesmo em um mínimo detalhe, a situação deixa de ser idêntica, podendo, assim, não ser aceita. Por outro lado, tudo aquilo que era previsível, onde não havia alteração quanto à aparência e posição e que conservava sua identidade, não se tornava um fator ameaçador para essas crianças, podendo inclusive passar a ser objeto de interesse das mesmas. O detalhismo na descrição clínica de Kanner não oferece, no entanto, os índices necessários para a terapia.

Discordando do proposto por Kanner e Asperger, Bender, em 1947, usou o termo esquizofrenia infantil para classificar a mesma patologia, pois juntamente com outros autores, considerava o autismo como a forma mais precoce de manifestação da esquizofrenia.

Margareth Mahler (1989) introduziu, mais tarde, o termo psicose simbiótica, descrevendo uma variação do estado autístico e atribuindo a origem da doença a problemas do relacionamento mãe-filho. Para ela, o autismo seria uma reação traumática à experiência de separação materna, que determinaria o predomínio de sensações desorganizadas, levando a um colapso depressivo (Gauderer, 1992).

Encontramos outro tipo de descrição que pensamos ser a mais conveniente, quando tomamos a perspectiva winnicottiana (Winnicott, 1983, 2000) de desenvolvimento infantil. Considerando a mesma, podemos entender o autismo crustáceo como uma dificuldade extrema no vínculo mãe-bebê, com uma total impossibilidade de a mãe sustentar o bebê, oferecendo-lhe o *holding* necessário para sua individuação. Nos casos que apresentaremos mais adiante, observaremos que o fato de os pacientes serem irmãos poderá servir tanto a argumentos da visão organicista de autismo, quanto da visão psicanalítica. No entanto, a indagação importante é: qual destas perspectivas melhor se adequa para pensar a terapia? O fato de a origem ser ou não orgânica nada tem a nos dizer a respeito da abordagem clínica.

Esse problema pode ser constatado, quando retomamos os estudos do autismo na fonoaudiologia.

A maior parte dos fonoaudiólogos estiveram, durante muito tempo, preocupados apenas com aspectos mais formais da linguagem, deixando desapercebidos os aspectos interacionais e discursivos, os quais têm, hoje, relevância fundamental na clínica fonoaudiológica. Diferentes estratégias de tratamentos com sujeitos autistas vêm sendo aplicadas e discutidas, desde a década de 1980, sendo que o enfoque nas sessões da terapia fonoaudiológica da época se apropriavam de estratégias mais diretivas (Dreux, 1996).

Por isso, Dreux e Misquiatti (2002) descrevem a importância da preparação do profissional de fonoaudiologia para atuar especificamente com essa população. Embora as alterações de comunicação e linguagem estejam presentes desde as primeiras descrições do autismo infantil e representem uma das áreas fundamentais para o diagnóstico do mesmo, a presença do fonoaudiólogo em uma equipe ainda hoje é discutida. Muitas dessas discussões devem-se à manutenção de alguns mal-entendidos ocorridos em tempos passados, com a atribuição do fonoaudiólogo em funções de intervenção restritas ao treino da fala ou à abordagem de questões miofuncionais orais. No entanto, vigoram ainda estudos de cunho mais gramaticistas, nos quais o domínio gramatical é descrito. Vejamos alguns.

Bartolucci (1992), em estudo realizado com sete crianças autistas, afirma que o desenvolvimento de linguagem é, em todos eles, atípico, especialmente no que diz respeito aos aspectos envolvendo significado, e que também podem ser observadas evidências de atraso no desenvolvimento dos sistemas fonológicos, morfológicos e sintáticos.

Recentemente, Dreux e Ribeiro (2002) publicaram na revista da Sociedade Brasileira de Fonoaudiologia, um estudo sobre a determinação de investigação das habilidades lingüísticas de crianças com diagnóstico de Transtorno Global do Desenvolvimento. O mesmo pontua a importância da determinação de procedimentos de investigação de linguagem que possam fornecer dados objetivos sobre a situação atual de cada sujeito e as relações entre as dificuldades no uso funcional da linguagem, desempenho lexical e sociocognitivo, uma vez que se verificou que estes não se estabelecem de forma linear.

Conforme Lopes e Araújo (2002), em estudo realizado sobre verificação do desempenho de crianças autistas, em um Teste de Vocabulário, afirmam que os sujeitos mostraram um atraso quanto ao desempenho lexical, quando comparado a crianças em desenvolvimento normal de linguagem.

Segundo Reed (1994), a linguagem é um código, no qual símbolos específicos são utilizados para representar, para significar idéias, desejos e pensamentos. A autora destaca, ainda, que a semântica é o componente da linguagem que lida com o referente para palavras e o significado dos segmentos. As palavras, então, são usadas para representar itens, atributos, conceitos ou experiências. Tal visão da língua, enquanto código, é superada, porém, por abordagens de cunho discursivo ou mesmo sociointeracionista, sobretudo as baseadas em Bakhtin (1999).

Nesta direção, Santana (2001) salienta que, para a avaliação da linguagem oral deve-se utilizar diferentes estratégias que possibilitem ao sujeito produzir os mais variados tipos de textos, como por exemplo: narrativas, perguntas, descrições, comentários. O fundamental é transcorrer por meio de tarefas significativas de linguagem. Nesse processo, o fonoaudiólogo é interlocutor privilegiado, pois conhece os processos de aquisição da linguagem; ele é capaz de estruturar a linguagem do sujeito, atribuindo a ela forma, sentido e significado (Santana, 2001).

Na mesma perspectiva, a proposta sociointeracionita conforme Scarpa (1987), centra-se na noção de que a linguagem é uma atividade constitutiva de conhecimento do mundo pela criança. Portanto, é a partir da linguagem que a criança se constrói como sujeito, segmenta e incorpora o conhecimento de mundo e do outro. Como bem afirma Geraldi (2002), são fatores determinantes para a produção do discurso, os diversos espaços sociais em que ocorrem as interações lingüísticas. Nesse sentido, deve-se entender que a linguagem se constrói principalmente nas e pelas interações.

De acordo com Lemos (1989), a linguagem é uma atividade cognitiva de ação sobre o mundo e comunicativa de ação sobre o outro, pois é a partir dela que a criança age sobre o mundo e sobre o outro, assumindo a linguagem um estatuto de objeto, sobre o qual a criança pode atuar. A autora ressalta a análise dialógica como forma de compreender o que se passa com a criança que está se inserindo no mundo da linguagem. Nesse sentido, compreende o diálogo como unidade mínima de análise e, a partir da enunciação, observa o desenvolvimento da linguagem da criança, definindo-o em três processos: especularidade, complementaridade e reciprocidade. Tais processos dialógicos têm uma atuação marcante na interação entre mãe-filho (Lemos, 1989). A especularidade ocorre quando o adulto repete a produção vocal da criança, no sentido de espelhá-lo, dando significado, intenção, incentivando-o a reter e reproduzi-lo novamente. A complementaridade ocorre quando o adulto fala algo e a criança responde diretamente ou acrescenta um significado retirado de seu próprio léxico, que antes foi do outro, como se fosse um exercício. A reciprocidade surge quando a criança assume papéis dialógicos, anteriormente recobertos pelo adulto. Na base dos processos de reciprocidade e complementaridade está o que a autora chama de especularidade diferida, isto é, a criança repõe fragmentos do discurso do adulto em seu próprio discurso. Esses fragmentos são retirados de diferentes práticas discursivas e recontextualizados/retextualizados para instaurar novos diálogos (Lemos, 1989).

Na mesma direção, Perroni (1992) estuda o processo de aquisição do discurso narrativo, o qual também embasa a análise dos casos apresentados neste artigo. Para a autora, as crianças ampliam seu papel no discurso narrativo à medida que passam por três momentos distintos: o da protonarrativa, o da narrativa primitiva e o da narrativa propriamente dita.

Nas protonarrativas, é o adulto que tem uma atuação mais consistente nas construções conjuntas de narrar, e sua atuação é essencial, pois consiste em desafiar a criança a partir de perguntas, as quais deverão ser respondidas, favorecendo o início da constituição do discurso narrativo.

As perguntas dos adultos tornam-se cada vez mais constantes e são, de acordo com Perroni (1992, p. 54), classificadas em três grupos:

1 - Aquelas que incidem sobre a localização espacial do evento a ser mencionado:"Aonde você foi?"; "Você foi no...?"

2 - Aquelas que incidem sobre os personagens que participam do evento: "Quem?"; "Com quem?"

3 - Aquelas que questionam a ação propriamente dita: "O que aconteceu?"; "O que você fez lá?"; "Você fez...?"

Durante as protonarrativas, portanto, são as perguntas do adulto que colocam a criança numa situação de complementaridade, e é respondendo a essas perguntas que ela pode avançar em direção à construção de narrativas.

Na seqüência, de acordo com Perroni (1992), surge a narrativa primitiva, a qual é dividida em três formas diferentes de narrar: *estórias, relatos* e *casos*. As *estórias* são o tipo de discurso que apresentam enredo fixo; citamos como exemplo, *Cinderela, Chapeuzinho Vermelho,* entre outras. Os *relatos* caracterizam-se pela narração de experiências realmente vivenciadas, e por isso, não têm enredo fixo, uma vez que se preocupam em narrar a "verdade", recuperando lingüisticamente uma seqüência de experiências pessoais vivenciadas pelo narrador. Já os casos do terceiro tipo de narrativa mencionado pela autora, surgem na tentativa de a criança preencher seus turnos no diálogo. Em síntese, o *caso* é uma união de *relatos* e *estória*, em que a criança pode narrar, tanto utilizando o enredo fixo, como experiências vivenciadas sem se preocupar em prender-se ao fato realmente ocorrido. Dessa forma, a criança vai ocupando seus turnos no diálogo e assumindo um papel cada vez mais autônomo na linguagem. Por volta dos quatro anos de idade, surge um novo processo, o qual a autora denomina de narrativas propriamente ditas. Nesse momento, a criança tem uma maior independência discursiva e inicia o relato de eventos e ações passadas, ocorrendo, também, transformações nos papéis dos interlocutores do diálogo. E, por volta dos cinco anos de idade, a criança já se constitui como narradora, passando até mesmo a informar o adulto sobre eventos ocorridos e desconhecidos por ele. Tal movimento lingüístico é acompanhado por um processo rumo à autonomia na evolução subjetiva, como tão bem descreve Winnicott (1983).

Essa visão de linguagem, adotada por Perroni (1992), na qual o interlocutor interage com a criança, mediando por perguntas ou pela própria escuta atenta, sua produção narrativa e permitindo que tenha condições de acrescentar fatos novos a essas histórias, num processo de autoria, parece-nos fundamental quando estamos diante de um autista, pois teremos de refazer um caminho de sustentação lingüística, via interlocução, que não foi possível com a figura materna. Assim, a co-narração que surgirá no relato dos casos é uma evidência de que fazer o sujeito funcionar na linguagem, a exemplo do que Melanie Klein relatou no caso Dick, continua sendo um passo fundamental para a retirada da criança do estado autístico, e de sua chegada a um estado mínimo de constituição subjetiva que lhe permita seguir o processo analítico.

Essa visão também é útil, quando pensamos na criança que não fala em geral, pois como afirma Vorcaro (2003), a demanda social de o fonoaudiólogo ter de fazer o sujeito falar, por ser o especialista na área, oculta a resistência de muitos pais de procurar o profissional das ciências *psi* para conduzir a terapia. Os pais não desejam que Outro subjetive seu filho. Assim, pensar que o problema é orgânico e que um especialista em fazer falar poderá solucioná-lo com exercícios, parece bastante tranqüilizador. No entanto, mesmo em distúrbios com clara base orgânica, pensar a interação, seja por abordagens sociohistóricas ou discursivas, atravessadas ou não pela psicanálise, ainda é o caminho mais produtivo de construção lingüística.

Nesse sentido, Massi (2001) e Maldaner (2005) provaram a eficácia da abordagem sociointeracionista na terapêutica de um sujeito com paralisia cerebral e dois sujeitos com Síndrome de *Down*, respectivamente. Ambas autoras demonstram que o funcionamento da linguagem é a melhor forma de aproximar o sujeito da língua e possibilitar que o mesmo adquira o conhecimento gramatical. Tal abordagem demonstra a importância da interlocução, mediada pelo fonoaudiólogo, para que os sujeitos possam se constituir como ouvintes/falantes e ter autonomia discursiva.

No terreno de interface entre psicanálise, discurso e aquisição, Surreaux (2001) e Issler (1997) trazem, também, contribuições importantes. A primeira faz uma comparação do silêncio na terapêutica fonoaudiológica, diferenciando o silêncio funcional (derivado da patologia — incapacidade de dizer) do silêncio de resistência (presente em situações pragmaticamente aberrantes ou como resistência subjetiva). Já Issler (1997) descreve a evolução dos pronomes EU e TU, correlacionando a mudança cognitiva e subjetiva necessária para a compreensão desses termos, através do movimento discursivo da mãe no período evolutivo dos três primeiros anos, nos quais a mãe fala do bebê, para o bebê e pelo bebê. Este movimento discursivo materno é essencial para a dinâmica constitutiva do bebê, favorecendo sua organização quanto às pessoas discursivas (eu, tu, ele). Considerando ser este um aspecto crucialmente afetado nas crianças autistas, vê-se a relevância de estar atento a tais usos durante a terapêutica implementada neste trabalho em particular.

Outros trabalhos de aquisição da linguagem são também relevantes para explicar uma série de produções lingüísticas das crianças nessa fase de construção dos pronomes pessoais, como por exemplo o de Figueira (2005) que faz extensa exemplificação de erros reorganizacionais que ocorrem nessa fase de organização sintática (na regularização de verbos e no uso do gênero). A autora atribui a essa fase um *status* discursivo, no qual a criança é tomada pelo funcionamento da língua, a ponto de tentar formular hipóteses, e na qual o interlocutor é fundamental para que essa reorganização ocorra de modo prazeroso, despertando curiosidade e paixão pela linguagem.

Esse tipo de funcionamento vai permitir ao sujeito atender às premissas descritas por Geraldi (2002) para que um discurso se dê, tanto na oralidade quanto na escrita: é preciso ter o que dizer, para quem, um motivo para dizer e os recursos lingüísticos para tal. Conforme as descrições da gramática do autista, tais recursos gramaticais estão presentes nesses quadros, mas há uma falha no movimento discursivo em si, por uma falha de constituição do sujeito.

Acreditamos, conforme relataremos nos casos a seguir, que o fonoaudiólogo pode imprimir esse movimento discursivo através de uma escuta atenta e da co-construção discursiva, como exemplificaremos nas sessões analisadas, facilitando o processo de constituição do sujeito na linguagem.

ESTUDO DE CASOS

O relato será a respeito de dois irmãos atendidos pela primeira autora, em projeto de pesquisa orientado pela segunda autora deste artigo. Ambos sujeitos tiveram sua participação assegurada pela assinatura de um termo de consentimento livre e esclarecido por parte dos responsáveis. Seus nomes são fictícios para assegurar aos pacientes o direito de sigilo.

A exposição obedece a uma ordem que compreende a análise da interação terapêutica inicial, seguida do relato de estratégias terapêuticas adotadas e, por fim, a transcrição final.

Agatha e Théo fazem parte de uma família constituída pelo pai, mãe e uma irmã mais velha de dez anos, onde observamos a existência de dificuldades interacionais familiares, sobretudo no aspecto dialógico. A mãe parece ter já desistido de se comunicar com os filhos mais novos. Possivelmente o diagnóstico de autismo, fornecido em algum momento, possa ter tido um efeito sobre isso, como veremos em fala da mãe apresentada na seqüência. Nos demais aspectos, a família parece apresentar uma interação adequada, sobretudo entre os pais e a filha mais velha.

Agatha

Agatha é uma menina de sete anos e oito meses de idade. O parto foi normal e ocorreu sem complicações, a menina engatinhou aos oito meses e caminhou aos 13 meses; mãe refere que, quando bebê, ao se cortar ou se machucar a menina parecia não sentir dor, pois não chorava. Os pais perceberam os primeiros sintomas de anormalidade por volta de um ano e seis meses de idade. Relatam que sua linguagem era ininteligível, que a menina basicamente repetia palavras e frases, principalmente de personagens de desenhos infantis, que imitava os sons de animais, não brincava com outras crianças e, também, que se alterava com mudanças em sua rotina. Atualmente, Agatha está em inclusão em uma escola regular pela manhã e à tarde freqüenta uma clínica, onde recebe atendimento especializado.

Transcrição referente ao primeiro dia de atendimento (01/08/2005)

No diálogo abaixo, a terapeuta e Agatha estão brincando com o jogo do *Shrek*, escolhido pela menina.

1. J: *Olha aqui!*
2. A: (repete a fala da terapeuta)
3. J: *Tu sabe quem é esse aqui?*
4. A: (repete a fala da terapeuta)
5. J: *É o ...?*
6. A: (repete o que a terapeuta falou)
7. J: *Shrek*
8. A: (repete o que a terapeuta falou)
9. J: *Isso! O que eles estão fazendo?*
10. A: *Burrim*
11. J: *O burrinho amigo do Shrek, né?*
12. A: *É o gato.*
13. J: *Ah, e o gato também.*
14. A: (fala ininteligível)
15. J: *Isso é o gravador para gravar nossa voz. Quer ver aqui é o microfone Oh! Meu nome é Juliana.*
16. A: *Peu nome é Joana* (a menina pega o gravador e imita gesto e fala da terapeuta)
17. J: *Teu nome é Juliana? Como é o teu nome?*
18. A: (repete a fala da terapeuta)
19. A: *Nome?*
20. J: *Como é que é teu nome?*
21. A: (primeiro repete a fala da terapeuta depois responde) *é Agatha*

22. J: *Isso, é Agatha*
23. J: *Vamos brincar com esse joguinho que tu escolheu?*
24. J: *É assim, tem que primeiro jogar o dado.*
25. J: *Isso Agatha!*
26. A: *Agatha* (repete seu nome)
27. J: *Agora sou eu*
28. A: (repete a fala da terapeuta)
29. J: *Olha quantas coisas!*
30. A: *Catelu*
31. J: *Isso e que mais?*
32. A: *As ave*
33. J: *As árvores isso*
34. A: (fala ininteligível)
35. J: *Vamos girar o castelo de novo?*
36. A: *Vamu*
37. J: *Quem gira agora?*
38. A: *É u catelu*
39. J: *Agora apareceu a pecinha de girar*
40. A: *Gira gira...*(começou a cantar uma música no gravador-fala ininteligível)
41. A: *Grabador história*
42. J: *Então conta uma história pra gente gravar*
43. A: *Alô. Que que é isso aqui?* (pegou uma caixa de figuras e perguntou o que era)
44. J: *O que tu acha que é?*
45. A: *Pitz, socoate.*
46. J: *Isso mesmo é uma pizza de chocolate*
47. A: *Usinho puf, leitão, coelo*
48. A: (Agatha para de olhar as figuras e conta até o n° 31, pois tinha um desenho na sala de um calendário)

49. J: *Muito bem, tu sabe contar só até o nº 31?*
50. A: *Bou* (pega a gravura de um bolo de chocolate)
51. J: Bolo de quê?
52. A: *Socoate*
53. A: *Cama*
54. J: *Isso, esse desenho é de uma cama*
55. A: (repete a fala da terapeuta)
56. J: *Muito bem.*

Nota-se, inicialmente, conforme as primeiras característica-cas na linguagem observadas por Kanner (1943), a presença de ecolalia imediata, apresentada por Agatha, quando em forma de resposta, repete a fala da terapeuta diversas vezes durante o diálogo (linhas 2, 4, 6, 8, 18, 26, 28 e 55). Pode-se perceber que, do início para o fim da transcrição, há uma diminuição da ecolalia durante o desenrolar da conversação pelo movimento de interpretação que a terapeuta faz, espelhando ou extinguido tal repetição.

A estratégia de espelhamento foi utilizada quando é possível seguir a conversação a partir do enunciado da criança, como ocorre na seqüência de 17 a 21, na qual a terapeuta insiste na relação Eu/Tu, Teu/Meu nome e que resulta na enunciação do nome pela menina, via especularidade diferida, na linha 21: — *"Como é o teu nome? Agatha"* (Lemos, 1989).

Já nas linhas 1 a 3 ocorre a extinção da fala ecolálica da menina, em decorrência da ação da terapeuta para referir o jogo e buscar a conexão de Agatha com o contexto da brincadeira. Segundo Perroni (1992), são as perguntas do adulto que colocam a criança numa situação de complementaridade e é respondendo a essas perguntas, que ela pode avançar em direção à construção de narrativas ou mesmo do discurso, como afirma Lemos (1989) ao propor os processos dialógicos.

Percebe-se que o diálogo de Agatha é restrito, composto basicamente de repetições e nomeações. Quando na linha 9 a terapeuta pergunta para a menina "*o que eles estão fazendo*", Agatha possui dificuldade para descrever a ação, passando assim a nomear, apenas, sem atribuir ações aos personagens. Esse comportamento pode ser considerado um dos comportamentos restritos do indivíduo autista, descritos pela literatura (DSM-IV, 2002). Uma das primeiras observações relevantes sobre crianças autistas foi de que a linguagem não era utilizada enquanto instrumento para receber e transmitir mensagens aos outros. Kanner (1943) notou basicamente que "*a fala consistia de palavras para nomear objetos, adjetivos, lista de animais, nomes de pessoas, frases provenientes de poemas ou fragmento de frases*" (Kanner, 1943, p. 242).

No entanto, um outro olhar pode ser lançado sobre esse contexto. Talvez a criança autista tenha maior dificuldade de sair daquilo que a literatura de aquisição descreve como jogos de nomeação e desenvolver a dialogia com o outro (Lemos, 1989). O terapeuta, nesta perspectiva, deverá estar atento para aproveitar tal nomeação, não deixando-a à deriva, mas atribuindo-lhe significado como é feito nas linhas 7 a 10, nas quais, ao repetir o enunciado *Shrek* da terapeuta, esta o confirma e faz uma pergunta (complementaridade), buscando a continuidade da conversação. Agatha corresponde ao enunciar "Burrim" em 10 e a terapeuta aproveita, atribuindo valor ao burrinho e seguindo a conversação.

Na linha 35, a terapeuta faz uma pergunta para a menina quando, pela primeira vez, ela parece estar em sintonia, respondendo sem a presença de ecolalia. Em seguida, aparece uma frase na linha 38, com a presença de três componentes: verbo, artigo e substantivo. Portanto, o desempenho gramatical manifesto na organização sintática mais refinada de Agatha aparece ligado aos momentos em que ela se manifesta como sujeito discursivo, ou seja, sem repetir o enunciado do outro, mas produzindo os seus próprios enunciados, embora em alguns momentos, ininteligíveis.

Depois, a menina tem um gesto de espontaneidade — algo considerado incomum nos autistas, por Kanner (1943) — ao pegar o gravador e começar a cantar. Porém, quando solicitada para contar uma história, responde apenas "alô". Agatha encontrou, nesse momento, uma caixa de figuras e perguntou "o que era"; a partir da pergunta dela, na linha 44, a terapeuta perguntou o que "ela achava que era", passando para ela o papel de falante. Segundo Lemos (1989), a complementaridade ocorre quando o adulto fala algo e a criança responde diretamente ou acrescenta um significado retirado de seu próprio léxico, que antes foi do outro, o que também ocorre mais tarde na linha 54.

A exemplo do sujeito 1, as atividades desenvolvidas seguiram o desejo de Agatha e abrangeram pinturas, contos de histórias, jogos, desenhos, recortes de revistas, colagens, jogos com bola, passeios em praça, entre outras. Durante o processo terapêutico, as técnicas principais utilizadas com Agatha foram: conscientização do ritmo e inteligibilidade de fala, como por exemplo, dizer a Agatha, quando esta falava de modo muito ininteligível e com ritmo aumentado, que procurasse falar mais devagar, porque a terapeuta não a estava entendendo. Uma técnica para mediar a lentificação da fala utilizada com Agatha foi a de "sobrearticulação" descrita por vários autores das áreas de motricidade oral e voz, e efetivada pela terapeuta através de uma articulação clara e lentificada. Outra técnica foi o foco nos papéis discursivos manifestos nos pronomes pessoais Eu/Tu; e perguntas como: *Onde? Quando? Com quem? O que você fez?* baseadas também nos três processos dialógicos descritos por Lemos (1989). Agatha engajou-se nas atividades propostas, manifestando já desde as primeiras sessões, um brincar mais rico, o que permitiu a evolução da linguagem.

Em relação ao trabalho desenvolvido com a família, percebeu-se uma angústia trazida pela mãe, a partir de uma palestra com apresentação de dados preliminares desta pesquisa pela terapeuta, ocorrido no final de setembro. Nesta explanação, a terapeuta apresentou algumas transcrições e a mãe de Agatha e Théo demonstrou ter um *insight* sobre como conversar com os filhos. Ela relatou que tinha muita dificuldade de comunicação com ambos. Afirmou que tentava a conversação, mas "desistia", quando percebia o desinteresse comunicativo apresentado por eles. A mãe manifestou, também, a dificuldade de iniciar e manter o diálogo com os filhos a partir do não conhecimento dos acontecimentos ocorridos na escola e que eles não conseguiam relatar. Nesse momento, foram refletidas as possíveis ações para disponibilizar recursos de comunicações funcionais nessa família, como por exemplo: o conto de histórias infantis, solicitar o reconto, explorar momentos das atividades diárias ocorridas em casa (banho, almoço, janta, hora de dormir), perguntar sobre as atividades desenvolvidas na escola, bem como o "brincar". Após tais discussões, juntamente com o progresso de Agatha e Théo, pôde-se observar que a mãe foi, cada vez mais, investindo na interação com os filhos; é como se a mãe voltasse a acreditar na capacidade interlocutiva do filhos e neles de maneira geral.

CLÍNICA DE LINGUAGEM NO AUTISMO

TRANSCRIÇÃO REFERENTE AO ÚLTIMO DIA DE ATENDIMENTO
(31/10/2005)

Na transcrição a seguir, a terapeuta convida Agatha para contar uma estória de sua preferência e, logo após, instiga a criança a contar outra.

1. J: *Oi Agatha!*
2. A: *Oi!*
3. J: *Vamos ler uma historinha hoje?*
4. A: (repete a fala da terapeuta)
5. J: *Escolhe uma então*
6. A: *Da pinseja* (a menina olhou todos os livros antes de escolher)
7. J: *Essa da princesa*
8. J: *Era uma vez um rei; quando ele morreu, sua filha ficou com sua madrasta e suas irmãs, só que elas não gostavam dela, então a faziam de escrava, ela ficava limpando a casa pra elas. Olha!* (mostrei as gravuras)
9. A: *Pinseja, vassora, buxa* (referindo-se à madrasta)
10. J: *Isso! Muito bem!*
11. J: *Um dia ia acontecer um baile; a princesa queria muito ir ao baile, mas ela não tinha vestido, até que apareceu uma fada madrinha, fez uma mágica e transformou ela em uma bela princesa. O que está acontecendo aqui Agatha?*
12. A: *Fada, pinseja, vetido, sapato.*
13. J: *Isso mesmo, só que a fada avisou que o encanto acabaria à meia-noite, então ela teria que voltar pra casa antes da meia-noite, antes que o encanto acabasse, então ela foi ao baile bem bonita em uma bela carruagem.*

14. J: *Olha! O que eles estão fazendo?*
15. A: *Carrua, pinseja, lua.*
16. J: *Ela chegou ao baile e todos queriam saber quem era essa menina tão linda, o príncipe se apaixonou por ela e então eles dançaram a noite toda.*
17. A: *Pincipe, pinseja.*
18. J: *Só que quando a menina viu era meia-noite e iria acabar o encanto, então ela saiu correndo para a carruagem, só que no caminho ela perdeu um sapatinho de cristal.*
19. A: *Sapato, pinseja....*
20. J: *Então o príncipe disse que todas as moças deveriam calçar o sapato e que com aquela em que servisse o sapato ele se casaria. Não servia em ninguém, mas quando chegou a vez da princesa serviu e todas as suas irmãs ficaram furiosas, então o príncipe casou-se com a princesa e eles foram felizes pra sempre.*
21. A: *Coação, pincipe, pinseja, beijo.*
22. J: *Isso Agatha! Gostou?*
23. A: *Gosto.*
24. J: *E agora é tua vez, escolhe uma historinha pra ler pra mim.*
25. A: *Essa! Gato bota.*
26. J: *Oba! Tu vai ler pra mim a do gato de botas, eu adoro!*
27. A: *Ea uma vez...*
28. A: *O gato e o pincipe, e o castelo.*
29. A: (silêncio)
30. J: *Que legal! E aí o que aconteceu?*
31. A: *E o gato e bota* (depois a fala ficou acelerada e ininteligível)

32. J:*Calma! Fala mais devagar, o que está acontecendo? Me conta devagarinho, abrindo bem a boca assim ó!*

33. A: *O gato viu o pincipe.*

34. J: *Que legal! O gato viu o príncipe e que mais?*

35. A: *Ele, na carrua e o gato e a nuve* (nuvem).

36. J: *Isso! Viu, falando devagarinho as pessoas entendem tudo que tu está falando.*

37. A: *Ele pego oro* (ouro)

38. A: *E jogo.*

39. A: *E foi feliz pa sempe.*

40. J: *Nossa que história legal! Eu adorei, parabéns!*

Inicialmente observa-se a presença de ecolalia, porém quando comparada à transcrição anterior (diálogo 1), no qual esta estava presente em boa parte de seus enunciados, evidencia-se nitidamente a diminuição da repetição, reaparecendo apenas na linha 4.

A terapeuta iniciou o conto com o livro aberto para que a menina pudesse fazer a conexão de sua fala com a gravura ilustrada como apoio visual, que segundo Peeters (1998) é especialmente importante para os autistas manterem a concentração e conexão com a atividade proposta.

No decorrer do conto, a terapeuta perguntou para Agatha o que estava acontecendo (linha 11), pois conforme Perroni (1992) é o adulto que tem uma atuação mais consistente nas construções conjuntas de narrar, e sua atuação é essencial, pois consiste em desafiar a criança a partir de perguntas as quais deverão ser respondidas, favorecendo o início da constituição do discurso narrativo. As respostas de Agatha a essas questões foram somente enunciadas pela nomeação dos personagens e objetos que são centrais à narrativa, por exemplo, princesa e sapato, sem, no entanto, descrever as ações da história. Isso ocorreu nas linhas 9, 12, 15, 17, 19 e 21. Pode-se considerar um esboço de narrativa presente naquilo que a literatura clássica de autismo apenas indica como nomeações. O seguir narrando, estratégia utilizada pela terapeuta, foi suficiente para manter Agatha atenta à história. No entanto, cabe ressaltar que, com o olhar atual, após a conclusão da terapia, percebe-se que haveria a possibilidade de aproveitar mais tais enunciados, desdobrando-os na narrativa da história. Quando em 12, a menina enuncia: *"Fada, pinceja, vetido, sapato"*, a terapeuta poderia ter enunciado: "Isso! A fada transformou a Cinderela numa princesa com um lindo vestido e um sapato de cristal" e seguir, o que faz adiante, a narrativa indicando o aviso de que o encanto se desfaria na linha 13. No entanto, cabe ressaltar que a terapeuta enunciou *"Isso mesmo!"*, o que admite o discurso da menina como efetivo do ponto de vista da significação. Com esse "Isso mesmo!", a terapeuta utilizou o recurso que é o eixo central da intervenção sociointeracionista, como assinala Maldaner (2005).

Em seguida, a terapeuta pede a Agatha para narrar uma história, buscando a reciprocidade que, segundo Lemos (1989), surge quando a criança assume papéis dialógicos, anteriormente recobertos pelo adulto. A menina inicia a narração como forma de *estória* (linha 27), conforme Perroni (1992), porém nota-se que sua fala se apresenta ininteligível na tentativa de descrever uma situação. Mais uma vez, a menina nomeia as figuras (linha 28).

A terapeuta, no item 32, interrompeu a menina solicitando que ela articulasse mais devagar o que estava narrando, com o propósito de diminuir o ritmo de fala e, conseqüentemente, haver uma melhor precisão em sua narrativa. A partir da instrução da terapeuta observamos, na linha 33, a resposta completa de Agatha, quando descreve: "*O gato viu o pincipe*", que era exatamente o que se passava no conto.

Na linha 34, a terapeuta reproduz a fala de Agatha como princípio dialógico de especularidade que, conforme Lemos (1989), ocorre quando o adulto repete a produção vocal da criança, no sentido de espelhá-lo, dando significado, intenção, incentivando-o a reter e reproduzi-lo novamente.

Por fim, a menina consegue descrever a ação do término da *estória*, com boa inteligibilidade de fala e aparecimento de verbos, sujeito, artigo e predicado, respectivamente (linhas 37, 38 e 39), contando que "Ele pegou o ouro e jogou e foi feliz para sempre", apresentando início, meio e fim da história, usando uma marca lingüística saliente, que podemos identificar como responsáveis pela abertura e fechamento de uma *estória* (linhas 27 e 39).

Comparando o quadro (1) com o quadro (2), percebemos o desenvolvimento gramático-discursivo de Agatha, durante esse período de três meses de sessões fonoaudiológicas. Parece-nos evidente que as interações lingüísticas estabelecidas entre a terapeuta e Agatha levaram a menina a assumir uma posição mais ampla na atividade dialógica que, embora ainda demande a dependência discursiva do outro, já avança em buscar o próprio discurso sem desistir do diálogo e da interação.

THÉO

Théo, sexo masculino, seis anos e quatro meses de idade. Seu parto foi normal e ocorreu sem complicações, o menino engatinhou aos sete meses e caminhou com um ano e dois meses.

A mãe afirma ter sido um bebê sereno e que, muitas vezes, não manifestava seus desejos quanto à alimentação e situações desconfortáveis. Os pais perceberam seu comprometimento por volta dos dois anos, pois relatam que o filho apresentava comportamentos diferentes das crianças normais, parecidos com os da irmã (Agatha): tinha fixações por personagens de desenhos infantis, não brincava com outras crianças e perturbava-se com mudanças em sua rotina. Atualmente Théo, assim como Agatha, está em processo de inclusão em uma escola regular pela manhã, e à tarde freqüenta uma clínica, onde recebe atendimento especializado.

Transcrição referente ao primeiro dia de atendimento
(01/08/2005)

No episódio que segue, a terapeuta solicita ao menino que faça um desenho e, depois, ambos brincam com o jogo de *resta um*.

1. J: *Oi!*
2. T: *Oi.*
3. J: *Tudo bem contigo?*
4. T: *Ahã.*
5. J: *Vamos desenhar?*
6. T: *Vamu.*
7. J: *Então eu quero que tu faça um desenho nessa folha, tá?*
8. T: *Tá*
9. J: *O que é isso que tu desenhou?*
10. T: *Anjinho Gabiel*
11. J: *O anjinho Gabriel, que legal.*

CLÍNICA DE LINGUAGEM NO AUTISMO 167

12. J: *E onde está esse anjinho?*
13. T: *Anjinho.*
14. J: *E o que esse anjinho faz?*
15. T: *Hã?*
16. J: *Ele é teu anjinho da guarda?*
17. T: *É.*
18. J: *Que bonito.*
19. T: *Quelo escreve.*
20. J: *Então escreve.*
21. T: *Terminei.*
22. J: *Ok! Muito bonito teu desenho.*
23. J: *Agora pode escolher um joguinho.*
24. T: *U du sapu joguinhu.*
25. J: *Ah! O du sapo?*
26. T: *Vamu joga o joguinho?*
27. J: *Claro, vamos.*
28. J: *Nesse não pode ter sapinho, pra esse poder pular.*
29. J: *Assim, olha: esse sapo passa em cima desse, aí esse sai.*
30. T: *Agola é minha vez... urag* (onomatopéia)
31. J: Muito bem!

Percebe-se em Théo uma perturbação menor na manutenção da conversação do que em Agatha. Porém, a conversação ainda é implementada através de perguntas e respostas. Théo demonstra conexão com a terapeuta no momento em que interage nas propostas oferecidas pela mesma. Tem iniciativa para sugerir uma atividade e para demonstrar o que quer. Ele faz o uso do pronome *eu*, inferido pela flexão verbal em primeira pessoa, já que produz uma elipse, manifestando seu desejo através do diálogo (linha 19). Théo propôs o jogo sem intervenção da terapeuta (linha 24) com uma frase completa, apenas invertendo a ordem. Théo também aparece, na linha 26, fazendo um convite à terapeuta. Isso é identificado por Lemos (1989), como reciprocidade, pois no final do diálogo, passa a assumir papéis dialógicos, antes restritos mais à terapeuta.

A partir da explicação da terapeuta de como ele deveria proceder no jogo *resta um*, mostrou boa compreensão diante das regras, sonorizando uma onomatopéia correspondente ao som do sapo (linha 30).

Nota-se que Théo assume, de modo importante na sua linguagem oral, seu papel como sujeito do enunciado, ocupando seus turnos no processo dialógico. Neste caso, não se verificou uma evidência de autismo, mas, sim, o que a literatura refere como fazendo parte do espectro autístico, conforme manifesto nos transtornos invasivos do desenvolvimento (DSM-IV, 2002). Neste sentido, pode-se afirmar que Théo está mais próximo do pólo da normalidade.

Enquanto Théo interagia lingüisticamente com a terapeuta, diversas atividades foram desenvolvidas durante os três meses de intervenção fonoaudiológica, tais como: jogo de futebol, jogos no computador, contos de histórias, jogos pedagógicos, desenhos, recortes de revistas, colagens, entre outras. Durante o processo terapêutico utilizaram-se alguns recursos, como: estimulação da iniciativa na escolha de atividades, com perguntas do tipo: *"O que vamos fazer hoje?"* Para estimular o papel de falante também usamos perguntas como: *"Como foi na escola hoje pela manhã?"*, *"Tu brincou com teus colegas? De quê? Me ensina?"*, e assim ocorreu durante todo o período de atendimento.

A partir da observação das sessões, foi possível constatar uma evolução importante em Théo quanto à autonomia na escolha de

CLÍNICA DE LINGUAGEM NO AUTISMO 169

brinquedos e na tomada de decisões sobre os mesmos. Théo ampliou o repertório de escolha dos jogos e brinquedos que, no início do tratamento eram sempre os mesmos. Na linguagem, essa mudança veio acompanhada de uma ampliação do vocabulário, observável nas transcrições de sua fala e assinalado também pela equipe clínica.

Assim, conforme relatado com Agatha, foi realizada uma orientação à mãe que abrangeu estratégias interacionais para ambos os filhos. Os resultados foram muito positivos, já que a mesma passou a investir mais na atividade dialógica com as crianças, conforme seu próprio relato.

TRANSCRIÇÃO REFERENTE AO ÚLTIMO DIA DE ATENDIMENTO (31/10/2005)

No próximo diálogo a terapeuta conta uma história para Théo e, a seguir, solicita que ele conte outra.

1. J: *Oi!*
2. T: *Oi!*
3. J: *Hoje eu vou te contar uma história, tá?*
4. T: *Essa aqui.*
5. J: *Já escolheu essa aqui? Então tá.*
6. T: *É do animal.*
7. J: *Isso! Essa conta uma história de animais; é sobre um jogo de futebol que acontece na floresta.*
8. T: *É, e tem elefante, zeba* (zebra)*, gilo* (grilo)*, cachorro.*
9. J: *Isso mesmo...*

10. J: *Um dia, na floresta, todos os animais resolveram fazer um jogo de futebol; dividiram os times iguais, a aranha fez as goleiras com suas teias, e todos começaram a jogar.*
11. T: *A aranha fez gol!*
12. J: *Isso! Olha aqui, ela está fazendo a goleira com teia, né?*
13. J: *Só que como os animais tinham tamanhos diferentes, acabou dando uma grande confusão, o elefante pisou sem querer em cima do grilo que pulou no macaco, que sentiu uma coceira danada e ao se coçar pulou na girafa, que chutou o tatu-bola e acabou fazendo um gol, só que ao invés de fazer com a bola fez com o tatu-bola.*
14. T: (risos) *É elefante piso* (mostra o elefante pisando no grilo).
15. J: *É, né? Ele está pisando no grilo, mas ele escapou e foi parar no macaco.*
16. J: *Aí todos saíram machucados e aprenderam que tinham que brincar, mas de outra coisa, porque no futebol eles iriam se machucar muito por causa do tamanho diferente.*
17. J: *E aí, olha só o que decidiram fazer.*
18. T: *Hora do lanche.*
19. J: *Isso mesmo! Eles resolveram lanchar, fazer um piquenique.*
20. J: *Olha que legal, agora todos os animais estão reunidos na mesma atividade, sem brigas e se divertindo.*
21. T: *É, e o macaco, e o elefante, e aranha.*
22. J: *Isso. Gostou?*
23. T: *Ahã...*

CLÍNICA DE LINGUAGEM NO AUTISMO 171

24. J: *Agora tua vez de me contar uma história, pode ser?*
25. T: *Pode se.*
26. J: *Eu escolho ou tu?*
27. T: *Eu!*(ficou escolhendo)
28. J: *Qual? Está acabando o tempo e tu não escolheu nenhuma história.*
29. T: *Essa.*
30. J: *Então tá. Pode contar...*
31. T: *Tinha uma nuve no céu, e vilo avião.*
32. J: *Muito bem, era só uma nuvem depois ela ficou na forma de um avião, fazendo um lindo desenho no céu, né?*
33. T: *Ahã... e tem sol.*
34. T: *E, e, e ....*(dificuldade em descrever algumas ações)
35. T: *Aí temino.*
36. J: *E aí terminou?*
37. T: *Agola é tu de jogo.*
38. J: *Que?*
39. T: *Jogo.*
40. J: *Ah! Tu quer jogar um jogo?*
41. T: *Ahã.*
42. J: *Então tá, vamos lá escolher...*
43. T: (escolheu *pula pirata* e separou as espadas por cores)
44. J: *Quem começa?*
45. T: *Eu.*
46. J: *Então joga!*
47. T: *É tu* (diferenciação eu-tu).

A transcrição anterior inicia-se com uma proposta da terapeuta em contar uma história, na qual o menino tem a iniciativa propondo uma história de animais, na linha 4. Na situação interativa, Théo inicia descrevendo os animais que apareciam nas figuras. Segundo Lemos (1989), a complementaridade ocorre quando o adulto fala algo e a criança responde diretamente ou acrescenta um significado retirado de seu próprio léxico, que antes foi do outro, como se fosse um exercício. Pode-se verificar que o processo de complementaridade dá conta não só dos enunciados da terapeuta (linhas 5, 7, 9 e 12), como também de Théo (linhas 8, 12 e 32). Na linha 14, o menino ri, demonstrando compreensão da história e adiciona um comentário prudente com a história em questão e com a gravura. No decorrer do conto, os animais se machucaram e decidiram fazer outra atividade. Quando a terapeuta pergunta para ele: *"O que eles decidiram fazer?"* na linha 17, o menino responde *"Hora do lanche"* (linha 18), fazendo uma conexão com a sua realidade, pois esse momento faz parte de sua rotina. Apesar de implicar a utilização de uma construção em certo sentido *congelada*, poderíamos evocar o conceito de fala não analisada de Lemos (1989), no qual a criança utiliza um fragmento de linguagem extraído da fala do outro e o coloca num contexto próprio. Talvez se possa propor que a criança do espectro autista lance mão deste recurso com maior freqüência. Novamente, o trabalho do terapeuta é proporcionar a interpretação e fazer movimentar a linguagem, aproximando o sujeito da língua e de seus recursos (Massi, 2001). Nota-se aqui a importância dos contextos sociais e das interações para a construção da linguagem, conforme salientado por Geraldi (2002). Nesses contextos, a língua é apresentada ao sujeito e o mesmo pode inferir seus recursos e modos de funcionamento a partir das situações interacionais.

Podemos observar (linha 33) que Théo ainda é dependente do adulto para a recontagem de narrativas, porém usa a

CLÍNICA DE LINGUAGEM NO AUTISMO

173

linguagem com maior desenvoltura, demonstrando ter ingressa-
do na fase discursiva, na qual a criança começa a se dedicar à
construção do conhecimento gramatical. A dependência
discursiva ainda se mantém para a narrativa, o que é esperado
para esta fase, pois a construção do narrar é posterior ao domínio da sintaxe (Lemos, 1989).

Théo faz agora a diferenciação do eu e do tu. Quando a
terapeuta pergunta *"Quem começa?"* (linha 44), o menino responde *"Eu"* e logo em seguida responde *"É tu"* (linha 47). Esse
maior domínio dos pronomes pessoais demonstra tanto a evolução de aspectos lingüísticos como dos subjetivos, conforme
assinala Issler (1997) ao demonstrar como a mãe faz um movimento discursivo subjetivante e individuante, falando com, para
e pelo bebê. Acredita-se que é esse mesmo movimento que a
terapeuta procura fazer, acelerando a entrada no uso do *eu,* através da marcação constante desse pronome no seu discurso em
contraposição ao *tu*. Uma das técnicas terapêuticas utilizadas em
ambos os casos foi evitar o uso da terceira pessoa para referir a
criança. No caso aqui exemplificado, evitou-se o uso de enunciados como: *"O Théo vai...",* focando-se apenas o uso de Théo
ou *tu*.

Nesse acompanhamento longitudinal, observou-se que
Théo assumiu um papel mais amplo em seu discurso, fazendo
perguntas, apresentando verbos em diferentes tempos e manifestando suas vontades, o que evidencia a importância da terapia
fonoaudiológica como espaço de interlocução, no qual o sujeito
ativa seu núcleo saudável na relação. Note-se que a terapeuta
deve estar em movimento constante de sintonia com o que o
sujeito faz e diz, expandindo, através de comentários e perguntas, suas falas (Lemos, 1989; Perroni, 1992; Maldaner, 2005),

mas, também, sabendo suportar o silêncio (Surreaux, 2001), pois, caso contrário, tende a preencher os turnos com uma fala desconexa, que induz o sujeito a permanecer em sua posição de negação discursiva.

A idéia que nos parece central a esse tipo de abordagem sociointeracionista é que esta permite pensar que a linguagem é algo que acontece entre os interlocutores, na qual tanto quem produz quanto quem interpreta são mutuamente afetados e que os significados passam por uma construção social, intersubjetiva. Tal visão de linguagem parece alinhar-se com a idéia de *holding*, defendida por Winnicott (2000). Hipotetizamos que o funcionamento de linguagem permitido por essa abordagem possibilita desempenhar e reparar um *holding* que não aconteceu nas fases evolutivas iniciais de ambos sujeitos.

Ressaltemos que o fato de a mãe afirmar que ela "desistia" de se comunicar com eles, pois via o desinteresse destes, induz-nos a pensar que, mesmo diante de uma hipótese organicista — na qual se poderia postular que ambos, diferentemente da irmã mais velha, fossem bebês mais apáticos e menos atraentes, por um padrão genético —, seríamos levados a concluir que os dois filhos menores precisavam de um esforço ainda maior desta mãe, ou seja, que mesmo diante de uma genética alterada, só nos resta intervir sobre a interação. Há que se intensificar sua eficácia na aproximação do sujeito com a língua, mas não apenas a face de código, homogênea e construída por regras e oposições estruturais, mas a língua viva, em funcionamento entre dois sujeitos.

Por outro lado, chama a atenção o quanto é possível a estruturação gramatical descompassada da estruturação discursiva e subjetiva, pois determinadas habilidades processuais, muito desenvolvidas por um processo de "hipertrofia mental"

(Winnicott, 2000), permitem acessar a estrutura de oposições inerentes à língua (para tanto ver o trabalho de Lemos (1992) sobre eixos metafóricos e metonímicos, em releitura de Saussure), mas não garantem uma posição de subjetivação, sem a qual *não somos* no funcionamento lingüístico. Se não somos, não conseguimos dialogar.

Portanto, as terapias comportamentalistas podem resultar em fala, mas na mesma fala sintomática descrita nos trabalhos anteriormente citados: uma fala que parece sem sentido para o outro por não ter sentido para o sujeito, fala que sendo desinvestida pelo outro gera isolamento e desistência. Surge aqui, então, uma questão de implicações éticas e mesmo filosóficas: queremos *fazer* falar ou queremos que alguém *seja* em sua fala? Essa é uma reflexão que parece ser fundamental para o desenvolvimento da fonoaudiologia enquanto ciência, já que esta se caracteriza como uma prática transdisciplinar principalmente na terapia de linguagem (Vorcaro, 2003).

Os casos relatados ilustram um caminho em que o terapeuta, realizando o investimento discursivo, abre espaço para que os pais voltem a acreditar nos seus filhos não só como interlocutores, mas como sujeitos viáveis. O resultado deste processo é que Théo e Agatha encontram-se em processo de inclusão bem-sucedida em uma escola regular, participando da hora do conto, e em franco processo de socialização e alfabetização no ano de 2006.

CONSIDERAÇÕES FINAIS

O objetivo deste capítulo foi demonstrar, através dos estudos de casos, que a fonoaudiologia e, em especial, a clínica da linguagem, pode encontrar caminhos bastante produtivos para aproximar o sujeito de um funcionamento não-patológico em linguagem, mas que tal ação demanda uma posição teórica que integre, de modo coerente, teorias de aquisição da linguagem com uma visão de subjetividade psicanaliticamente orientada. Procuramos igualmente demonstrar que a ocupação de uma posição discursiva demanda um *holding*, uma sustentação interacional, que é responsabilidade do cuidador (mãe) no desenvolvimento normal e que, em casos patológicos, poderá ser desempenhada por um fonoaudiólogo, mas que não prescinde da inclusão da família no processo terapêutico, implicando a reestruturação de crenças, de desejos e do investimento desta em seus filhos.

Por fim, esperamos ter demonstrado que tal posição terapêutica pode ser bem-sucedida em casos de autismo, a exemplo de outros casos de retardo de aquisição da linguagem, como demonstraram Massi (2001) e Maldaner (2005), indicando, assim, caminhos que acreditamos sejam mais ricos para exercer nosso papel de clínicos de linguagem, de modo a transcender a idéia de que somos apenas "especialistas em fazer falar".

Buscamos, assim, participar de modo mais profundo numa aproximação com o sujeito que chega ao nosso consultório, tentando despertar nele também uma paixão pela interação na linguagem, cabendo ressaltar ainda que, para efetivar esta tarefa, teremos que mergulhar em nossa própria subjetividade e despojar-nos de narcisismos exacerbados, o que nos viabilizará como "outros", a exemplo da mãe que se doa para seu bebê, efetuando, assim, a doação terapêutica que se fará necessária para um sujeito autista.

REFERÊNCIAS BIBLIOGRÁFICAS

American Psychiatric Association. (APA). (1980). *Manual Diagnóstico e Estatístico de Transtornos Mentais. DSM-III R.* (3º ed. ver.). Porto Alegre, Artes Médicas.

American Psychiatric Association. (APA). (1995). *Manual Diagnóstico e Estatístico de Transtornos Mentais. DSM-IV R.* (4º ed.). Porto Alegre, Artes Médicas.

American Psychiatric Association. (APA). (2002). *Manual Diagnóstico e Estatístico de Transtornos Mentais. DSM-IV TR.* (4º ed. ver.). Porto Alegre, Artes Médicas.

Asperger, H. (1944). Autistic psychopathy in childehdhood. In: Frith, U. *Autism and Asperger syndrome.* United Kingdon, Cambridge University Press.

Bakhtin, M. (Voloshinov). (1999). *Marxismo e filosofia da linguagem.* São Paulo, Hucitec.

Baron-Cohen, S. (1989). Social and Pragmatic Déficits in Autism:Cognitive or Affective? *Jornaul Autism Developmental Disorders,* v. 18, 3.

Bender, L. (1947). *Childhoold shizophrenia.* New York, Basic Books.

Bosa, C. (2000). Atenção compartilhada e identificação precoce do autismo. *Psicologia: Reflexão e crítica.* Porto Alegre, v. 15.

Camargos Jr. (2002). *Transtornos invasivos do desenvolvimento. 3º milênio.* Brasília, Corde.

Dreux, F.M.F. (1996). *Autismo infantil.* São Paulo, Lovise.

Dreux, F.M.F. & Ribeiro, S.L. (2002). Relações entre o uso funcional da linguagem, desempenho lexical e sociocognitivo em crianças portadoras de distúrbio abrangente de desenvolvimento-DGD. *Sociedade Brasileira de Fonoaudiologia,* ano VII, 2.

Dreux, F.M.F. & Misquiatti, A.R. (2002). Docência sobre transtornos invasivos do desenvolvimento em curso superior. In: Camargos, W. *Transtornos invasivos do desenvolvimento. 3º milênio*. Brasília, Corde.

Encontro Nacional sobre Aquisição da Linguagem. (1989). Uma abordagem socioconstrutivista da aquisição da linguagem: um percurso e muitas questões. Porto Alegre, *Anais* CEEAAL/PUCRS, LEMOS, C.T.A.

Facion, J.R. (2002). *Transtornos invasivos de desenvolvimento associados a graves problemas do comportamento*. Reflexões sobre o modelo integrativo. Brasília, Corde.

Figueira, R.A. (2005). *Letras de hoje*. Curitiba, Col., 5.

Fonseca, Vera Regina, J.R.M. O autismo e a proposta Psicanalítica. *Viver: mente & cérebro*. *Coleção Memória da Psicanálise*, 3, 42-51.

Gauderer, E.C. (1992). *Autismo na década de 80: uma atualização para os que atuam na área, do especialista aos pais*. São Paulo, Sarvier.

Geraldi, J.W. (2002). *Portos de Passagem*. São Paulo, Martins Fontes.

Goldim, J. (2000). *Manual de iniciação à pesquisa em saúde*. (2ª. ed.). Porto Alegre, Da Casa Editora.

Issler, D.S. (1997). A aquisição do "eu" e "tu": Intersecção entre a lingüística e a psicologia. Tese de Doutorado de Letras e Artes. Porto Alegre, PUCRS.

Kanner, L. (1943). Autistic disturbances of affective contact.*Nervous Child*.

Leon, V. & Bosa, C. (2002). Perfil Psicoeducacional Revisado (PEP-R): elaboração da versão brasileira. In: Camargos, W. e colaboradores. *Transtornos invasivos do desenvolvimento — 3º milênio*. Brasília, Corde.

Lopes, D.M. & Araujo, K. (2002). Verificação do desempenho de crianças autistas em um teste de vocabulário. *Jornal Brasileiro de Fonoaudiologia*. Curitiba, v. 3, 13.

Mahler, M. (1989). *As psicoses infantis e outros estudos*. Porto Alegre, Artes Médicas.

Maldaner, R.D. (2005). O processo de aquisição da oralidade: Uma análise da linguagem de duas crianças portadoras de síndrome de Down. *Dissertação de Mestrado em Distúrbios da Comunicação*. Curitiba, Universidade Tuiuti do Paraná.

Massi, G.A. (maio/2001). *A linguagem e paralisia cerebral: Um estudo de caso do desenvolvimento da narrativa*. Curitiba.

Massi, G. (2004). A outra face da dislexia. *Tese de Doutorado em Distúrbios da Comunicação*. Curitiba, Universidade Federal do Paraná.

Organização Mundial da Saúde. (OMS). (1984). *Classificação de Transtornos Mentais e de Comportamento da CID-9: descrições clínicas e diretrizes diagnósticas*. Porto Alegre, Artes Médicas.

Organização Mundial da Saúde. (OMS). (1993). *Classificação de Transtornos Mentais e de Comportamento da CID-10: descrições clínicas e diretrizes diagnósticas*. Porto Alegre, Artes Médicas.

Peeters, T. (1998). *Autismo: Entendimento Teórico e Intervenção Educacional*. Rio de Janeiro, Cultura Médica.

Perner, J. (1983). Exploration of the autistic childrens theory of mind. *Child devlopment*.

Perroni, M.C. (1992). *Desenvolvimento do discurso narrativo*. São Paulo, Martins Fontes.

Reed, A.V. (1994). *An Introduction to children with language disorders*. (2a. ed.).Millan.

Rutter, M. (1967). *Psychotisc disorders in early childhood*. London, Basic Books.

Santana, A.P. (2001). A linguagem na clínica fonoaudiológica: implicações de uma abordagem discursiva. *Distúrbios da Comunicação*. São Paulo, v. 13, 1, 161-174.

Scarpa, E.M. (1987). A aquisição da linguagem oral e escrita: continuidade ou ruptura? *Estudos lingüísticos*, v. 14.

Surreaux, L.M. (2001). A questão do silêncio na aquisição desviante da linguagem. *Letras de hoje*. Porto Alegre, v. 36.

Tustin, Francis. (1984). *Estados Autísticos em Crianças*. Rio de Janeiro, Imago.

Vygotsky, L. (1984). *Thought and language*. Cambridge, Harvard University Press.

Vorcaro, A. (2003). A clínica psicanalítica e fonoaudiológica com crianças que não falam. *Revista Distúrbios da Comunicação*, v. 15, 265-288.

Winnicott, D.W. (1983). *O ambiente e os processos de maturação*. Porto Alegre, Artmed.

Winnicott, D.W. (2000). *Da pediatria à psicanálise: obras escolhidas*. Rio de Janeiro, Imago.

Wing, L. (1988). The continuum of autistic characteristics. In: Scopler, E. & Besimov, G. *Diagnostic and assesment autism*. New York, Plennum Press.

POR UMA CONCEPÇÃO ENUNCIATIVA DA CLÍNICA DOS DISTÚRBIOS DA FLUÊNCIA: GAGUEIRA E ENUNCIAÇÃO

Fabiana de Oliveira

Introdução

Este artigo apresenta como tema o estudo da Gagueira, considerando sua natureza no quadro dos distúrbios da linguagem, sob a perspectiva dos estudos enunciativos de linguagem advindos de Émile Benveniste e da psicanálise lacaniana. O mesmo tem como referência o projeto de tese de doutoramento apresentado para seleção do Programa de Pós-Graduação em Letras do Instituto de Letras da Universidade Federal do Rio Grande do Sul, na área de concentração de Estudos da Linguagem, na linha de pesquisa Análises Textuais e Discursivas. As discussões que permearam o referido projeto e, portanto, as considerações que serão apresentadas a seguir, fazem parte de um grupo de pesquisa interdisciplinar denominada Lingüística e o Sintoma na Linguagem: a instância da fala na falha.[45]

As reflexões que apresentaremos ao longo deste trabalho também são frutos de uma trajetória clínica no atendimento de

---

[45] Esta pesquisa interinstitucional é realizada com apoio do CNPq, no Instituto de Letras da Universidade Federal do Rio Grande do Sul, no núcleo de Estudos Enunciativos de Linguagem (EEL), sendo coordenada pelo Professor Doutor Valdir do Nascimento Flores.

crianças e adultos, bem como, como docente e supervisora de estágio clínico na área da linguagem pelo Centro Universitário Metodista IPA. Entendemos que não seria possível abordar o tema em questão sem que fossem articulados o campo teórico-acadêmico e o clínico.

A gagueira é um tema de estudos e pesquisas sobre os quais diversas áreas do conhecimento se debruçam, na tentativa de explicar sua etiologia, natureza e de definir este complexo fenômeno. Dentre elas, destacamos a fonoaudiologia, a psicologia comportamental e cognitiva, a psicanálise, a neurologia, a linguística e, atualmente, as pesquisas das neurociências. Segundo Van Riper (1971), um dos maiores estudiosos da temática, uma única teoria seria insuficiente para explicar a gagueira, o que evidencia a sua complexidade e abrangência.

O ato de falar ou de expressar-se, tão natural para a grande maioria das pessoas, representa, para os indivíduos que gaguejam, um sofrimento. Comunicar-se deixa de ser uma atividade cotidiana, praticamente banal para a grande maioria dos falantes da língua e sob a qual não exercemos o controle, se tornando-se algo difícil, penoso, interferindo diretamente nas relações sociais e afetivas das pessoas.

A experiência clínica com sujeitos com queixa de gagueira nos mostra que o ato de gaguejar é extremamente amplo e apresenta-se de forma bastante diversa de uma pessoa para outra, podendo, inclusive, ser visto de forma completamente diferente por aquele que fala e por aquele que escuta. A percepção do próprio sujeito sobre sua fala também não é passível de estabelecer-se padrões. Podemos ter uma pessoa com uma disfluência muito presente em termos de freqüência e intensidade e que isto não o impede de se expressar e de se colocar em situações discursivas; por outro lado, podemos ter uma pessoa com uma disfluência tida como "leve", mas que faz com que muitas vezes esta pessoa evite e até "fuja" de situações em que a fala seja o veículo principal da interação.

Desta forma, apesar das tentativas, principalmente pelo campo da fonoaudiologia, de delimitar-se um conjunto fechado de manifestações e de classificações dos tipos de gagueira, acreditamos que é preciso, antes de se olhar para o que se repete, ou seja, para aquilo que padroniza os sinais relativos à esta patologia, ver o que é singular, o que significa para cada sujeito tais sintomas e como este se relaciona com esta fala que di(z)-flui. O que o sintoma representa para cada sujeito não temos como mensurar.

Uma concepção enunciativa

Conforme apontamos no título deste trabalho, propor uma concepção enunciativa é pensar do ponto de vista semântico. A gagueira, nesta perspectiva, trata-se de uma condição do sujeito na linguagem, instanciada em condições singulares e irrepetíveis. Dentro desta abordagem, acreditamos que a gagueira, assim como todo funcionamento da linguagem, é inerente a essas condições, isto é, à própria enunciação. Enunciação aqui tomada, fundamentalmente como *o colocar em funcionamento a língua por um ato individual de utilização*, conforme Benveniste (1965). O estudo em questão quer olhar para esta manifestação sintomática ou desviante, seja no período considerado de aquisição ou na fala adulta, como um processo que precisa ser pesquisado pela ótica do singular e, portanto, derivada da situação de enunciação.

Sabemos que a fonoaudiologia tradicionalmente enquadra a gagueira como sendo um distúrbio ou alteração da ordem da *fala*. Fala, neste espaço teórico-clínico, refere-se à capacidade de articular os sons da língua, envolvendo os componentes fisiológicos e os de organização do sistema. A fluência é pertencente à área da fala; Perkins (1971)[46] destaca que a fluência seria uma espécie de barômetro para todo sistema da fala, referindo ainda que seus limites são estabelecidos pela adequação do desempenho das dimensões semântica, sintática, morfêmica e prosódica da fala. Mas, se todas estas dimensões estão envolvidas para que se tenha uma fala fluente, não estaríamos, então, adentrando no campo da linguagem?

Saussure em sua teorização sobre língua, linguagem e fala no curso de Lingüística Geral vai situar a fala como a língua em uso, ou seja, aquilo que sai da boca do falante, diferente da língua que, sem a fala, seria apenas uma abstração. A fala, portanto, em Saussure é o que dá vida à língua. A fonoaudiologia muitas vezes lida com a fala como se esta fosse a língua de Saussure, isto é, uma abstração, aquela que pode ser analisada independente daquele que a "utiliza".

Na perspectiva que nos apoiamos, entendemos a gagueira como um sintoma[47] da ordem da linguagem, pois não nos interessa o produto, ou seja, o que se apresenta de forma fragmentada, intercortada, disfluente, mas o processo enunciativo, envolvendo dessa forma a relação do sujeito com a língua. O falante que apresenta um distúrbio como da gagueira é um falante que não

---

[46] Apud Finn e Inghan, 1991.

[47] A palavra sintoma está sendo utilizada aqui numa acepção inspirada pela psicanálise lacaniana, diferentemente do proposto pela medicina, que considera sintoma como sinal de doença.

consegue se dizer pleno (por mais que saibamos que esta plenitude é ilusória), há algo que falha na relação sujeito-linguagem e que torna esse sujeito um falante "fracassado". Sendo assim, é preciso partir do entendimento de que não é possível estudá-la ou tratá-la separada daquele que enuncia, tomando, assim, a "fala" como algo muito mais amplo e complexo do que a capacidade articulatória.

Desta forma, neste estudo buscamos integrar aquilo que a maioria das pesquisas na área separa, o sujeito da linguagem. De acordo com Pisaneschi (2001), quando nos referimos aos estudos sobre a gagueira estamos normalmente diante de dois extremos conflitantes: de um lado, questões teóricas que visam à objetividade, e de outro, questões clínicas que remetem a esfera da subjetividade, como se estas fossem duas perspectivas excludentes entre si. Neste sentido, a gagueira deve ser pensada a partir de uma articulação teórico-clínica que contemple, fundamentalmente, o sujeito e a língua em funcionamento.

Conforme Surreaux (2006), não é qualquer lingüística que poderíamos mobilizar ou dialogar para tratarmos da clínica que trabalha com a fala desviante. A lingüística de uma forma geral olha para a patologia como algo que "se desorganizou" e a clínica, ao contrário, deve olhar para como ela se organiza, ou seja, a fala sintomática é um tipo singular de organização, portanto, algo que tem sua lógica específica. Essa fala desviante é linguagem e se é linguagem é em funcionamento é, portanto, da ordem da enunciação.

A TEORIA DA ENUNCIAÇÃO

Émile Benveniste, precursor dos estudos em enunciação, produz seus trabalhos na década de 1950. Diferencia-se dos estudos da época ao postular uma mudança na concepção de língua. Segundo ele, existem diversas formas de formalização; no entanto, todas devem, necessariamente, supor que o seu objeto, a língua, é dotado de significação, condição essencial ao seu funcionamento entre outros sistemas de signos.

Primeiramente, destacaremos um princípio norteador para a teoria da enunciação e, conseqüentemente, para este trabalho: linguagem e homem são instâncias que se interpenetram, não há linguagem sem sujeito e nem sujeito sem linguagem. As teorias enunciativas estudam a linguagem "em ação", ou seja, em funcionamento. Não centram suas investigações na língua, como um sistema abstrato, virtual, mas na língua em uso, onde estão em jogo o sujeito, o sentido, o contexto, a interação etc. Há um princípio antropológico que une as teorias enunciativas: a crença da presença do sujeito na análise da linguagem. Podemos dizer que as marcas da subjetividade na linguagem são o objeto das teorias da enunciação.

Recorreremos a alguns tópicos principais da teoria benvenistiana que julgamos como essenciais para os propósitos de nosso estudo, quais sejam: a) a forma e o sentido na linguagem; b) da subjetividade na linguagem; c) o aparelho formal da enunciação.

Em seu texto "A forma e o sentido na linguagem", escrito em 1966, Benveniste se propõe a situar e organizar essas duas noções gêmeas — forma e sentido. Em sua proposta, o sentido pode ser entendido como o que é apreendido nos procedimentos de comunicação entre locutores, e a forma é a substância, ou seja, o restante de elementos lingüísticos excluindo-se o sentido (se é que isto é possível). Neste texto emblemático, Benveniste diz que opor forma e sentido é uma convenção banal, porém se essa oposição for reinterpretada considerando-se o funcionamento da língua, chegaremos no centro do problema mais importante da linguagem, a significação. Para ele, antes de qualquer coisa, a linguagem tem a função de significar: *"Se bem antes de servir para comunicar a linguagem serve para viver"* (1966/1989, p. 222).

Essa função transcende todas as outras, todas as atividades de fala, de pensamento, de ação e todas as realizações individuais e coletivas que estão ligadas ao exercício do discurso. Ao interpretar as noções de forma e sentido considerando o funcionamento da língua, Benveniste afirma sua posição de que: *"...é no uso da língua que um signo tem existência; o que não é usado não é signo; e fora do uso o signo não existe"* (1966/1989, p. 227).

Ao ter-se em conta a noção de uso, há de se incluir a de sujeito. Se a inclusão do sujeito é necessária, não menos obrigatória é a inserção do outro, já que é sempre um homem falando a outro homem que encontramos. Assim, temos que a polaridade EU-TU de que fala Benveniste, condição de diálogo, é o que fundamenta o processo de intersubjetividade instaurado pela reciprocidade: *"Eu não emprego eu a não ser dirigindo-me a alguém, que será na minha alocução um tu"* (Benveniste, 1958/1991, p. 286).

É na instauração do processo de intersubjetividade através do diálogo que se define a enunciação. O enunciado proferido por um determinado locutor não existe senão no instante em que é proferido. É cada vez um acontecimento diferente e que não podemos prever ou fixar o seu sentido. A subjetividade se mostra no próprio exercício da língua, através da "categoria de pessoa" presente em todas as línguas.

Estamos diante do conceito de enunciação em Benveniste que, em "O aparelho formal da enunciação", texto de 1970, é definido como: "...*o colocar em funcionamento a língua por um ato individual de utilização*" (1970/1989, p. 82).

Sendo assim, a enunciação é o ato mesmo de produzir um enunciado, condicionado pelo contexto situacional, e não o texto do enunciado. Neste ato, a relação do locutor com a língua é o que mobiliza os caracteres lingüísticos da enunciação. Portanto, integram a enunciação o próprio ato, as situações em que ele se realiza, e os instrumentos de sua realização. Também cabe salientar que a teoria da Enunciação não se restringe aos pressupostos benvenistianos; outros teóricos vão avançar nesta teorização, dentre eles destacamos Authier Revuz e Bakhtin.

Cabe realçar ainda que o referencial teórico mobilizado até aqui tem como objetivo apresentar aquilo que entendemos como mais relevante para o entendimento da proposta delineada, principalmente pensando nos leitores fonoaudiólogos que, em sua grande maioria, não tem uma proximidade com este campo teórico. Sabemos que a fonoaudiologia desde há muito tempo vai amparar-se nos estudos lingüísticos para refletir sobre seu campo, seja do ponto de vista teórico, como do clínico. Entretanto, a relação da fonoaudiologia com as teorias enunciativas de linguagem é recente e, sem dúvida, se mostra um espaço de interlocução bastante frutífero.

Gagueira e enunciação

Partindo do breve recorte apresentado na sessão anterior acerca da teoria da Enunciação, se faz necessário referir ainda que as reflexões que estão sendo tecidas, conforme o que apresentamos na introdução, estarão sendo também permeadas por uma leitura psicanalítica. Segundo Flores (2003), considera-se que a lingüística enunciativa afetada pela psicanálise lacaniana permite propor a enunciação como um conceito que circunscreve a efemeridade radical da singularidade que habita as regularidades.

Em nossa concepção, o fenômeno da gagueira, particularmente, nos convoca a um viés interdisciplinar. Acreditamos que ao abordar a temática numa perspectiva em que interagem as concepções teóricas advindas da lingüística da enunciação, da psicanálise e da própria fonoaudiologia, estamos marcando um lugar teórico específico.

Estudar uma alteração tão complexa e abrangente como a gagueira exige, sobretudo, que se tenha um constructo teórico de base que dê conta de uma leitura que amplie e que redirecione o olhar sobre a mesma. Vale destacar ainda, que de forma alguma estamos propondo fazer-se uma aplicação da teoria enunciativa para estudo ou para terapêutica da gagueira. O que queremos é construir, na interlocução destes campos teóricos e clínicos, um olhar para esse fenômeno, como um sintoma que afeta a linguagem e que, portanto, se estrutura de forma singular na relação sujeito-língua. O que difere este dos estudos até então desenvolvidos é o fato de que o nosso objeto não está na patologia em si, mas na sua forma de organização, como um sistema específico para cada sujeito em questão.

No que se refere a relação da fonoaudiologia com as demais teorias lingüísticas, pressupomos neste estudo, uma mudança de foco. Como a lingüística da enunciação interessa-se pela linguagem instanciada em condições singulares e irrepetíveis de ocorrência (pessoa, tempo e espaço), sua abordagem da linguagem é dependente de tais condições. Desta forma, estudar essa organização singular nos impõe o desenvolvimento de recursos teóricos e metodológicos diferenciados dos já existentes, visto que não se trata de descrever, mensurar e classificar a gagueira, ou propor uma descrição lingüística geral que sirva para todas as manifestações desta patologia.

Dentro do amplo referencial teórico da enunciação, para os fins deste estudo, destacamos apenas alguns pontos norteadores. Pensamos que valha a pena ainda destacar um, que julgamos de grande relevância, particularmente para se discutir a gagueira. Está no pressuposto teórico-epistemológico benvenistiano que diz: "*O que em geral caracteriza a enunciação é a acentuação da relação discursiva com o parceiro, seja este real ou imaginário, individual ou coletivo*" (Benveniste, 1989, p. 87).

Segundo o autor, o sujeito falante ao se declarar locutor, assume a língua e implanta o outro diante de si; o ato individual de apropriação da língua introduz aquele que fala em sua fala, o que define o processo da intersubjetividade na linguagem. Neste sentido, o papel do interlocutor é um ponto de destaque nas teorias enunciativas, o qual, até então, possuía um papel secundário nos estudos lingüísticos. No caso da gagueira, a função do outro como interlocutor se torna ainda mais importante e interessante, tendo em vista alguns aspectos levantados por praticamente todas as pesquisas sobre o tema. Tais aspectos, na verdade, são questões que partem da percepção do senso comum, mas que ainda não possuem uma resposta definitiva. Nenhuma teoria conseguiu respondê-las, efetivamente: Por que as pessoas consideradas gagas não gaguejam quando estão sozinhas, quando imitam personagens, quando cantam ou falam com animais?

Acreditamos que estas perguntas corriqueiras, até mesmo da curiosidade popular, nos levam a pensar que estamos diante de um fenômeno essencialmente dialógico. A gagueira emerge na linguagem espontânea, aquela que construímos e desconstruimos o tempo todo, no próprio exercício da fala, aquela que não está pronta para ser "usada", e ainda, sempre efetuada na presença de um locutor, um outro sujeito falante que, de alguma forma, "avalia" a fala que escuta. É nesta relação intersubjetiva que a linguagem quebra, trunca, falha.

Se a gagueira nos remete à instância dialógica que constitui a linguagem, nos desloca, conseqüentemente, para o seu caráter intersubjetivo. Assim, não podemos tomá-la como algo que apenas está na quebra do ritmo da fala, como se o problema estivesse circunscrito a uma incapacidade de ritmar o que se diz e como se isso não implicasse todo o âmbito da linguagem. Para aquele que escuta uma fala considerada gaga, ou disfluente, estão em jogo muito mais do que traços rítmicos. O que se escuta é uma fala que falha, que se auto-recorta, e que deixa o sentido frequentemente em suspenso, precisando ser retomado e costurado novamente, a todo momento, por aquele que fala e por aquele que escuta. Nesta perspectiva, estudar a gagueira é necessariamente olhar para o sentido, para o sujeito, para a relação intersubjetiva e, sobretudo, para a singularidade inerente a linguagem.

Para conseguirmos chegar a estas questões, que estão além de uma descrição pautada em padrões e classificações, temos que abrir mão de um referencial clínico muito arraigado na história da clínica fonoaudiológica. É preciso romper com alguns pressupostos básicos, como aqueles que consideram a linguagem homogênea, transparente, ou ainda, ancorados na velha máxima do circuito da fala, composto pelo emissor, receptor, mensagem e ruído. Onde estaria localizada a gagueira? Somente no emissor, incapaz de fazer a mensagem chegar de forma adequada? No emissor e no receptor ao mesmo tempo, já que se trata de um fenômeno dialógico? Ou se localizaria na mensagem propriamente dita, isto é, no produto do enunciado? Há, também, a possibilidade de se tratar de um ruído que surgiria e perturbaria a mensagem, deixando-a fragmentada. Como podemos ver, nenhuma destas dúvidas poderia ser respondida sem se correr o risco de se ser extremamente simplista e de se restringir muito o problema da relação gagueira x linguagem.

Podemos dizer que muitas descobertas foram feitas em relação ao tratamento da gagueira, seja do ponto de vista teórico ou clínico, ao longo dos anos. No entanto, são ainda insuficientes, porque muitas delas partem de uma visão da patologia, do produto, e não do processo. Quando falamos em problemas de linguagem é preciso que se tenha uma sustentação teórica que contemple que concepção de linguagem está sendo convocada. Há uma certa tendência a nos apoiarmos nas técnicas e nos manuais, em detrimento de uma visão epistemológica, o que torna o fazer fonoaudiológico muito empírico e, até mesmo, pedagogizante.[48]

---

[48] Sobre este tema ver: Oliveira, F. (2002). Por uma terapêutica fonoaudiológica: os efeitos do discurso médico e do discurso pedagógico na constituição do discurso fonoaudiológico. *Dissertação de Mestrado*. Porto Alegre, UFGRS.

CONSIDERAÇÕES FINAIS

Sabemos que o que procuramos apresentar neste trabalho é fruto de uma trajetória clínica e de pesquisa, mas que, sem dúvida, não está acabado. São reflexões que, na verdade, buscam uma outra possibilidade de se olhar para a clínica dos distúrbios da fluência, sem pretender que seja a única ou uma nova descoberta da direção da cura. A pesquisa que está sendo proposta ainda exigirá novas articulações, pois outros pontos de vista se apresentarão ao longo da mesma e se farão necessárias novas abordagens e releituras.

No entanto, acreditamos que a perspectiva na qual este trabalho se insere está posta; tomar a gagueira enquanto possibilidade daquele que se inscreve na língua, desde o lugar da singularidade de um sintoma. Desta forma, o que nos interessa, em última instância, é o funcionamento enunciativo e teorizar acerca das concepções de linguagem e de sujeito na especificidade da gagueira na condição de fala sintomática. Conforme já apontamos, não é qualquer lingüística que poderíamos mobilizar ou dialogar para tratarmos da clínica que trabalha com a fala desviante. Essa fala desviante é linguagem e se é linguagem é em funcionamento e é, portanto, da ordem da enunciação.

A gagueira será tomada enquanto possibilidade do sujeito enunciar. Sendo assim, este trabalho pretende diferenciar-se radicalmente dos estudos fonoaudiológicos tradicionais, evidenciando que casos de patologia, em especial aqueles vinculados ao sintoma da disfluência, não podem ser vistos como dados aprioristicos, mas como uma construção derivada da situação de enunciação. Queremos ressaltar que não estamos propondo uma aplicabilidade da teoria enunciativa com vistas à sua descrição lingüística ou à sua aplicação nas intervenções clínico-terapêuticas, como um método clínico que sirva para todas as manifestações desta patologia.

Portanto, queremos deslocar o eixo do patológico e de suas manifestações, bem como, da descrição lingüística geral, para a singularidade do sintoma e do funcionamento enunciativo. Desta forma, visando uma concepção teórico-clínica que relacione o sujeito e a língua em funcionamento, bem como problematizar a importância e o papel da intersubjetividade na linguagem, nos leva a acreditar que um novo campo de investigações sobre a gagueira se apresenta.

Referências bibliográficas

Andrade, C.F. (1999). *Diagnóstico e Intervenção Precoce no Tratamento das Gagueiras Infantis*. Carapicuíba/SP, Pró-Fono.

_____. (2000). Processamento da fala: aspectos da fluência. *Pró-fono Revista de atualização científica*, 12 (1), 69-71.

Anzieu, D. et. al. (1997). *Psicanálise e linguagem do corpo a fala*. São Paulo, Casa do Psicólogo Editora.

Barrau, R. (1997). Violência Oral. In: Anzieu, D. et. al. *Psicanálise e linguagem do corpo a fala*. São Paulo, Casa do Psicólogo Editora.

Barbosa, R. (2003). Caracterizando a Gagueira. In: Ribeiro, I.M. *Conhecimentos Essenciais para atender bem a pessoa com queixa de Gagueira*. São José dos Campos/SP, Pulso.

Benveniste, E. (1991). *Problemas de lingüística geral I*. São Paulo, Pontes.

_____. (1989). *Problemas de lingüística geral II*. São Paulo, Pontes.

Cardoso, J.L. & Oliveira, F. (2006). Gagueira e Enunciação: o sujeito e a língua. *Anais do 7º. Encontro Nacional de Aquisição de Linguagem*. Porto Alegre.

Cupello, R. (2000). Uma visão neuropsicológica da gagueira. *Jornal Brasiliero de Fonoaudiologia*, 4, jul/ago/set, 2000.

Flores, V.N. & Kuhn, T.Z. (2006). Sobre a forma e o sentido na linguagem: enunciação e aspectos metodológicos de estudo da fala sintomática. *Anais do 7º. Encontro Nacional de Aquisição de Linguagem*. Porto Alegre.

Friedman, S. (1986). *Gagueira: origem e tratamento*. São Paulo, Sumus Editorial.

Friedman, S. & Cunha, C. (2001). *Gagueira e Subjetividade: possibilidades de tratamento*. Porto Alegre, Artemed.

Friedman, S. (1996). Reflexões Sobre a natureza da gagueira. In: Consuelo, M. *Fonoaudiologia recriando seus sentidos*. São Paulo, Plexus Editora.

Gomes-Kelly, R.E.C. (2002). *Fluir ou disfluir: eis a questão! Uma discussão sobre a gagueira e a psicanálise*. São Paulo, Coleção LEPSI IP/FE–USP, ano IV, out/2002.

Leite, D.G. (1998). O papel do professor na formação da imagem de falante no aluno. *Monografia de conclusão do curso de especialização em linguagem*. São Paulo, CEFAC.

Meira, I. (1998). Gagueira: o que é. In: Goldfeld, M. *Fundamentos em Fonoaudiologia — série Linguagem*. Guanabara/Rio de Janeiro.

Panhoca, I.; Camargo, E.A.; Soares, F.M. & Barros, R.C. (2003).Para falar de Gagueira. *Tempo de Fonoaudiologia III*. São Paulo, Plexus.

Pisanesch, E. (2001). Gagueira: disfluência sintomática. *Mestrado em Lingüística Aplicada e Estudos da Linguagem da Pontifica Universidade Católica de São Paulo*. São Paulo.

Ribeiro, I.M. (1997). Análise da história de fala e dos processos terapêuticos de um indivíduo com gagueira: Estudo de um caso. *Dissertação de Mestrado em Distúrbios da Comunicação da Pontifícia Universidade Católica de São Paulo*. São Paulo.

Ribeiro, I.M. (2003). *Conhecimentos Essenciais para atender bem a pessoa com queixa de Gagueira*. São José dos Campos, Pulso.

Saussure, F. (1997). *Curso de Lingüística Geral*. São Paulo, Cultrix.

Scarpa, E. (2006). Ainda sobre o sujeito falante. In: Lier-De Vitto, F. & Arantes, L. (orgs.). *Aquisição, Patologias e Clinica de Linguagem*. São Paulo, EDUC/FAPESP.

Scarpa, E. (1995). Sobre o sujeito fluente. In: *Cadernos de estudos lingüísticos*. São Paulo, 29.

Surreuax, L.M. (2006). Linguagem, sintoma e clinica em clínica de linguagem. *Tese de doutorado*. IL/UFRGS.

Van Riper. (1997). *Correção da Linguagem. Uma introdução a patologia da fala e a audiologia*. POA, Artes Médicas.

ESTUDO DE MATERIAL CLÍNICO FONOAUDIOLÓGICO CONSIDERANDO A NOÇÃO PSICANALÍTICA DO SINTOMA

Marlene Canarim Danesi

"Ora, se a psicanálise foi inventada por Freud no fim do século, em Viena, a idéia psicanalítica, isto é, o método interpretativo não foi inventado por ninguém. Era a resposta certa para o problema de loucura do nosso tempo... Sua missão, portanto, é apresentar ao homem o absurdo do que o constitui e, se possível, ajudá-lo a reconciliar-se com ele, com o absurdo e consigo próprio" (Fábio Herrmann, 1983).

INTRODUÇÃO

Considero os estudos de caso como um espaço privilegiado para a articulação entre experiências clínicas e teóricas. E, como minha prática profissional se caracterizou por uma constante busca do real significado da palavra dos pacientes, não esquecendo, entretanto, a materialidade da mesma, penso que, através do relato de um caso clínico, seja possível demonstrar as possibilidades de articulação entre fonoaudiologia e psicanálise.

Mesclando conceitos teóricos com a história clínica de uma paciente singular, levanto considerações sobre a interação do par terapêutico. Compartilho minha preocupação em buscar, através do discurso, formas da própria paciente fazer descobertas, tentando demonstrar que o uso de conceitos psicanalíticos não significa abandonar a especificidade do fazer fonoaudiológico e, sobretudo, proponho reflexões sobre a impossibilidade de desconsiderar as representações psíquicas.

Levando em conta as duas dimensões da linguagem — orgânica e psíquica, — consegui estabelecer relações entre **interpretação psicanalítica e interpretação fonoaudiológica**, e ainda pensar nas alterações da voz da paciente, não apenas como falha técnica a ser corrigida, mas como sintoma a ser compreendido para além de sua aparência, pois como coloca Mezan (1993): *"o fato de o sintoma ter eventualmente alguma relação com uma disfunção corporal, não modifica em nada o seu sentido e sua função."*

A escolha deste caso clínico para ilustrar as articulações possíveis entre fonoaudiologia e psicanálise, deve-se ao fato de ter sido o caso mais desafiador da minha experiência clínica, não só pela complexidade de fatores envolvidos, mas também pelas dificuldades em manejar variáveis interferentes, quando se decide ter uma escuta diferenciada na clínica fonoaudiológica. Atendi esta paciente há muitos anos, quando ainda trabalhava casos de voz. O caso é extremamente interessante, mas o que torna este relato singular foi a natureza do vínculo que se estabeleceu entre paciente e terapeuta, o que não é fácil de administrar, e me obrigou a buscar um conhecimento maior de conceitos psicanalíticos. Desde então tive a certeza de que psicanálise e fonoaudiologia andam lado a lado.

FONOAUDIOLOGIA E PSICANÁLISE

Maria Claudia Cunha (1998) propõe que se estabeleça uma relação de contigüidade, em lugar de uma "luta por latifúndios", entre os terrenos psicanalíticos e fonoaudiológicos, de forma a constituir entre eles uma fronteira móvel e de porosa densidade. A autora coloca, também, que esta fronteira imaginária é um novo território, do qual emergem significativas transformações da prática clínica da fonoaudiologia, iniciando-se pela necessidade da própria noção de sintoma de linguagem ser revista à luz dos processos de funcionamento do aparelho psíquico. Enfatiza, também, a impossibilidade de separar as duas dimensões da linguagem — a somática e a psíquica.

No presente estudo de caso clínico, a paciente procurou-me relatando alterações na voz, fato que atrapalhava sua carreira profissional, já que era professora universitária, tendo, na voz, seu principal instrumento de trabalho. Minha conduta inicial foi trabalhar apenas as técnicas tradicionais, mas o insucesso no tratamento foi determinante na busca de outros recursos. Foi a partir desta paciente, que aprendi que o sucesso terapêutico está diretamente relacionado à preocupação do fonoaudiólogo trabalhar a duplicidade de dimensões — sensorial e psíquica, sem confundir, entretanto, sua atribuição profissional específica.

Sempre tive muita clareza de que a diferença entre fonoaudiólogos clínicos e psicanalistas se encontra, justamente, na natureza de seus objetos de estudo. Segundo Cunha (1997), teoria psicanalítica e clínica psicanalítica não são sinônimos, portanto valer-se de conceitos psicanalíticos não equivale a atuar como psicanalista. A clínica psicanalítica é exclusiva dos psicanalistas, mas a psicanálise está a disposição de todos os profissionais que queiram utilizar seus pressupostos, assim como o exercício da profissão do direito está limitado aos profissionais da área, mas o Código Civil está ao alcance de todas as pessoas que quiserem dele fazer uso.

Green (1990) considera que o limite, para efeitos de conhecimento, não é uma linha, o limite é ele próprio um território. Este território, que fonoaudiólogos e psicanalistas tentam construir na vizinhança das duas ciências, necessita ter como base, alguns pressupostos. Destaco, para este estudo de caso em especial, os seguintes: **a importância de o paciente compreender que é através do discurso, que ele tem possibilidade de tomar consciência de suas dificuldades; a necessidade do par terapêutico entender que os sintomas da fala e da voz são uma linguagem que necessita ser decifrada; e, ainda, que os terapeutas não têm o direito de destituir o paciente de seu aparelho psíquico.** Atrás da voz, da fala está a subjetividade.

Por muito tempo, a fonoaudiologia fundamentou suas terapias, vendo a linguagem como um código, privilegiando a função referencial e tendo, como principais pressupostos teóricos, os da lingüística tradicional, que enfatiza a forma em detrimento do conteúdo. Por acreditar que a preocupação única com regras e técnicas resulta na perda do valor simbólico da linguagem, passei a fundamentar minha prática terapêutica dentro de uma concepção de linguagem que não exclue o sujeito que fala, levando em conta também os múltiplos fatores contextuais, possíveis de interpretação.

Neste caso específico, ficou muito claro que a multiplicidade, às vezes até contraditória de sentidos, nos ajudou a encontrar as reais necessidades, os desejos e os afetos do paciente, assim como foi determinante no resgate de sua história de vida. Durante todo o processo terapêutico, procurei escutar a dupla mensagem; é claro, atenta em ouvir o timbre, a ressonância, a fluência e a articulação alterada, mas, também, com atenção para perceber o significado destas alterações. Busquei o tempo todo encontrar respostas das razões do sintoma ter aparecido na voz, e não em outro lugar. Segundo o que nos ensina Cunha, este olhar psicanalítico possibilita uma escuta fonoaudiológica diferenciada da escuta comum e, por extensão, favorece novas formas de utilização das técnicas fonoaudiológicas tradicionais.

APRESENTAÇÃO DO MATERIAL CLÍNICO

Malena foi primeira filha e muito desejada, segundo o que teria escutado o tempo todo de seus pais. Anterior ao seu nascimento, sua mãe abortara espontaneamente, quando se encontrava na "privada". Sem se dar conta que era seu futuro filho que estava no vaso sanitário, tinha, simplesmente, dado descarga para o horror do marido que, inutilmente, tentou resgatar o que teria restado do filho perdido. Este relato repetido insistentemente pela mãe de Malena atormentou a infância inteira da menina, que temia o mesmo destino: desaparecer no esgoto. Outro relato que lhe provocava pesadelos era as cenas dramáticas de seu nascimento, descritas pela mãe, também reiteradas vezes. Depois de adulta, Malena percebeu que havia um prazer sadomasoquista nestes relatos que, na infância, lhe produziam muita culpa "por ter sido causa de tanto sofrimento na pobre mãe".

Malena nasceu em casa, em situações precárias, por escolha da mãe dela, que resistia ser atendida em um hospital, apesar do alerta do marido sobre os riscos de um parto caseiro. Nasceu após longas horas, de um demorado e doloroso trabalho de parto. Segundo o relato de sua mãe, seus genitais estavam extremamente machucados, porque a parteira que a assistia, não reconhecendo a posição de nádegas da criança, realizou insistentes toques, tentando em vão, encontrar a cabeça de Malena. De acordo com os fatos descritos, imediatamente após o nascimento, a menina vomitou. Na hora do seu nascimento, havia apenas um fogareiro de carvão para aquecer a água e nenhum recurso a mais.

As dificuldades do seu nascimento, originadas principalmente pela posição curiosa (pernas entrelaçadas na nuca), resultaram em hemorragia incontrolável; sua mãe teve que ser transportada com urgência para o hospital. Malena ficou entregue aos cuidados da parteira, e como suas pernas insistissem em voltar à curiosa posição, foram enfaixadas retas e juntas, para permanecer "em posição de gente". Contava-me a paciente que, cada vez que ouvia este relato, imaginava que tinha nascido como um animal estranho, a imagem que tinha era a de uma múmia, destinada a permanecer assim imóvel, de pernas fechadas e proibida de renascer para a vida.

Passou a infância ouvindo que era um bebê irritado e chorão. Tinha dificuldades em conciliar o sono e só pegava no seio, se sua mãe a colocasse nos braços e caminhasse sempre no mesmo ritmo. Por estas razões, foi a "causadora da depressão materna". Novamente, as cenas relatadas tinham o poder de fazer com que se sentisse culpada. Aliás, o discurso materno sempre era dirigido para causar culpa, ou nela ou em seu pai. Tendo em vista que a família da mãe de Malena era de poderosos fazendeiros ou de plantadores de café do sul do Brasil, a queixa eterna é que "sofria muito por ter insistido em casar com um pobretão, deixado à terra natal e ter vindo para o Maranhão passar trabalho, uma terra estranha, onde não tinha parentes, nem amigos, só para acompanhar o marido". O pai de Malena era militar e estudante de engenharia mas, mesmo assim, foi quem tomou conta da filha, logo que ela completou dois meses.

Era ele responsável por preparar o banho da filha e quem a fazia adormecer. Ficou sabendo, pelo próprio pai que, quando bebê, só conciliava o sono, quando ele retornava do trabalho e cantava canções de ninar que embalavam seus sonhos. E, muitas vezes, quando colocada no berço, despertava, sendo difícil voltar a adormecer novamente. Aos sete meses começou a engatinhar, mas de maneira peculiar; sentada se arrastava com ajuda de uma das mãos e das pernas. Novamente, este modo de sua mãe descrevê-la era motivo de sentir-se diferente. Comentou-me em uma das sessões que se imaginava como uma aranha se arrastando pela casa. Aos vinte e quatro meses começou a ficar em pé, mas apenas com apoio. Só começou a caminhar sozinha perto dos dois anos, mas mesmo assim, perdia o equilíbrio e caía com freqüência.

Segundo sua mãe, Malena tinha excessivo temor em cair; preferia, então, brincar no chão. Em certa ocasião, carregando um vidro de esmalte, caiu e cortou a mão seriamente. Ficou sentada sem chorar "brincando com sangue". Como o esmalte era vermelho, sua mãe "não percebeu" o corte; só com a chegada do pai, no final da tarde, Malena foi socorrida. Foi necessário levar oito pontos na palma da mão. Este fato aparecia muito no discurso de Malena, nas queixas contra a mãe. Suas lembranças sempre foram muito fragmentadas, mas a ternura dos olhos do pai, a segurança de seus braços quando a acolheu, sempre estiveram presentes em suas recordações. No decorrer do tratamento, foi ficando claro para minha paciente, a origem do medo e do horror que a visão de sangue lhe causa durante a vida.

Falou cedo, por volta dos dezesseis meses e passou da primeira palavra "papai", para as frases "papai não quer" e "bebê não pode". Quando estava com dois anos, os pais voltaram para o Paraná. Malena sentiu a mudança de clima. A viagem foi feita de navio até Santos, depois de trem, até a cidade natal de sua mãe. Nesta ocasião, a menina teve um "episódio de mutismo eletivo", que durou alguns meses. Logo após, nasceu um irmão e a família transferiu-se para outra cidade no sul do país. Aos três anos de idade, Malena teve fortes dores no abdômen, com vômitos e "desfalecimentos". Diagnosticaram apendicite aguda e recomendaram o deslocamento para outra cidade, com mais recursos. Na capital, os médicos não acharam necessidade de operá-la. O diagnóstico nunca ficou claro.

Não apresentou dificuldades escolares, pelo contrário, seu desempenho sempre foi excelente, mas era uma criança extremamente tímida, encabulada e com dificuldades em fazer amigos. Malena sempre teve muitos conflitos com a mãe, queixando-se que esta nunca se ocupou dela. Sentia-se invisível para ela, era como se não existisse; entretanto, para seu irmão, dois anos mais novo, a mãe sempre foi dedicadíssima.

Durante sua infância sofreu muitos "acidentes", tendo, em diversas ocasiões, sido hospitalizada. Foi submetida a várias cirurgias. Teve muitos problemas com alimentação, comia pouco, quase nada e, quando obrigada, vomitava. Havia ocasiões que apresentava repugnância a certos alimentos, principalmente por carne, situação que se manteve até a vida adulta.

Aos sete anos apareceram os primeiros episódios de "desmaios". As crises aconteciam em ambientes fechados e com fumaça, geralmente, nas missas dominicais. Malena explica estas primeiras crises pelo cheiro de incenso, que não suporta até hoje, e o excesso de pessoas em ambiente fechado. As crises eram iniciadas com um mal-estar generalizado, uma espécie de espasmo de glote que a sufocava. Malena era obrigada a forçar a respiração, o que provocava "grunhidos" semelhantes ao de uma agonia mortal. Como a passagem de ar era dificultada, ficava completamente "arroxeada" e chegava a perder os sentidos.

Na adolescência, as crises tornaram-se mais freqüentes, continuaram na idade adulta, o que trazia grande constrangimento à Malena, e fobia em freqüentar locais públicos, como bares, casas noturnas e de viajar de ônibus, especialmente, à noite. Na época era permitido fumar em ônibus e em aviões, e o número de fumantes era muito maior. Em todos estes locais havia muita fumaça, a qual era um desencadeante das crises de Malena.

Antes de casar, sofreu diversas cirurgias: apendicite, amígdalas, hemorróidas (freqüentemente apresentava congestão pélvica). Casou-se aos dezesseis anos; embora tenha casado virgem, relata vários jogos amorosos, sem penetração, durante os quais sentia muito prazer, inclusive, provocando orgasmos múltiplos. Entretanto, na noite de núpcias, Malena não conseguiu ser penetrada, apresentando um importante vaginismo. Esta situação foi se prolongando e, finalmente, quando houve a consumação, foi com muita tensão, muita dor, seguida de uma hemorragia de grandes proporções.

A vida sexual do casal se tornou muito difícil, mas, mesmo assim, tiveram três filhos. Durante a gravidez, as "crises" e os desmaios foram freqüentes. Partos difíceis, com complicações, inclusive cirúrgicas, atrapalhando seriamente a amamentação. Alega que não tinha leite, apesar do ato de amamentar ser prazeroso para ela. Os problemas com o marido foram se agravando, e as constantes brigas do casal trouxeram mudanças no comportamento de Malena, alternando depressão com irritabilidade. Apareceram, também, outros sintomas: alergia de pele grave e os problemas com a voz, iniciados com rouquidão esporádica, evoluindo para afonia absoluta, parecendo um retorno ao episódio de "mutismo" eletivo de sua primeira infância. Foi nesta ocasião que ela me procurou para tratamento fonoaudiológico. Veio recomendada por um colega do marido. Ela estava com 28 anos. Sua queixa era motivada pelo temor de não poder mais exercer a profissão que adorava, que era dar aulas na Universidade.

A INTERPRETAÇÃO PSICANALITICA E A INTERPRETAÇÃO FONOAUDIOLÓGICA

Segundo Cunha, a interpretação pode ser legitimada em qualquer método clínico, tanto a sua inclusão, quanto a exclusão obedecem a critérios epistemológicos. O que possibilita a introdução do conceito de interpretação, na clínica fonoaudiológica, é a concepção não formalista de Linguagem.

As interpretações fonoaudiológicas, segue a mesma autora, são diferentes das interpretações psicanalíticas. Elas têm como finalidade a "cura da fala" através da própria fala, resultando em uma intersecção entre ouvir o sintoma de linguagem — o seu objeto — e escutar o que ele quer dizer. Podem revelar a possível função do "falar mal".

Já as interpretações psicanalíticas, continua Cunha, não objetivam que o sujeito "fale bem", mas que, na medida do possível, resolva os conflitos estabelecidos entre as dimensões inconscientes e conscientes. Servem-se da fala para revelar o inconsciente — pela fala — mas não a tomam como objeto.

Retomada do caso clínico

Como é possível entender o quadro sintomático apresentado por Malena? Que tipo de questionamentos podem ser feitos a partir da história clinica desta paciente? Nas primeiras consultas já deixou claro que era a "última tentativa de livrar-se dos sintomas". Sofria há muitos anos, sempre percorrendo inúmeros especialistas, de variadas profissões, sem contar as tentativas de cura, através do misticismo e de terapias alternativas. Freqüentava um analista há mais de dois anos, mas chegara à conclusão que isto não estava solucionando seu "problema". Referiu-se apenas ao problema da voz e da fala, ignorando as outras manifestações. Além disto, não gostava da terapeuta, pois se parecia demasiado com sua mãe.

O nível cultural e econômico de Malena é diferenciado, profissionalmente estável. Não refere dificuldades nas relações sociais, a não ser quando era criança. Aparentemente afável e gentil, mas percebe-se uma agressividade disfarçada. É extremamente irônica. Quando chegou ao consultório, seu casamento estava em fase terminal, mas demonstrava medo em separar-se, de perder a situação social e de ficar só. Durante muito tempo não fez referência a sua vida conjugal; mais tarde, de forma espontânea, começou a comentar e fazer confidências.

Seu sintoma manifestou-se na voz, que normalmente é fluente, de timbre agradável e sem qualquer anormalidade. Mas, repentinamente, aparece a rouquidão e a afonia. Percebi que, durante as sessões, mesmo quando não estava em crise, em algumas ocasiões aconteciam determinados bloqueios, provocados por uma espécie de "espasmo de glote", seguido de um esforço visível para continuar falando. Nestes momentos (que duravam apenas alguns segundos) sua voz tornava-se soprosa, trêmula e grave, além disto, as musculaturas do pescoço, do tórax e do abdômen ficavam totalmente tensionadas. Voltava a falar normalmente e jamais se referia a estas transformações, parecendo que não percebia o que se passava com seu corpo.

Concordei com o diagnóstico do médico de que Malena apresentava uma disfonia espástica, sem anormalidades anatômicas na laringe, mas também observei uma excessiva adução das cordas vocais, durante a fala espástica, assim como a hipercinesia que aparecia algumas vezes, mas de forma rápida. Sentiu-se animada com o fato de que, finalmente, alguém "descobrira o que era a causa de seus problemas". Ressaltamos que poderia ajudá-la nas alterações de sua voz, mas que outros aspectos precisavam continuar sendo debatidos com sua analista.

Na fase inicial, propositadamente, não utilizei nenhuma técnica específica que aliviasse a hipercinesia, por entender que não deveria interromper a escuta, queria interpretar o significado daquele sintoma. Porém, continuei atenta à dimensão corporal do mesmo. Propus uma série de exercícios de respiração, ressonância e relaxamento. Malena apreciava muito os exercícios, principalmente os de relaxamento. Relatava que a sensação não era inteiramente confortável, porque não conseguia livrar-se de certa pressão, em duas regiões do corpo (pescoço e genitais). No pescoço, a sensação era de sufocação, mas, nos genitais, sentia um "aperto suave", uma sensação mesclada de prazer e desconforto.

No decorrer do tratamento, Malena começou a se dar conta do que acontecia com seu corpo e começou a sinalizar os sintomas. Eu continuei a trabalhar nas duas dimensões, usando técnicas específicas, mas tentando entender as circunstâncias mais antigas, nas quais os sintomas de sua voz começaram a se manifestar.

Nesta altura ela resolveu abandonar a análise, apesar da minha insistência para que não interrompesse o tratamento.

A terapia fonoaudiológica transcorria bem, a paciente demonstrava empenho em desenvolver as técnicas propostas e conversava bastante sobre sua história de vida. Os exercícios de ressonância agora eram os seus preferidos, conseguia prolongar os sons, cada vez com mais intensidade vocal. Relatava que sentia um alivio, parecia que "expulsando os sons, expulsava também as garras imaginárias que pressionavam sua garganta e seus genitais". Nos exercícios de relaxamento freqüentemente dormia, justificando cansaço pelo excesso de trabalho. Quando voltávamos à situação de diálogo, os sintomas retornavam.

Os problemas conjugais se intensificaram e, quando iniciou o processo legal de separação, o comportamento de Malena ficou muito instável, ora muito depressiva, ora muito irritadiça. Mas foi um período produtivo, começou a apresentar progressos na terapia e também iniciou a refletir e examinar sua vida passada e presente. Relatava as "descobertas" feitas e trazia uma série de explicações para seu comportamento.

Odiava a mãe que nunca teve olhos para ela e "sempre a deixava no papel de escrava", exigindo que cuidasse primeiro do irmão e depois das duas irmãs menores. Não reconhecia suas qualidades, estava sempre a criticar e nunca lhe dirigiu um único "elogio". Na adolescência, foi pior ainda, pois a mãe abandonou a indiferença para assumir um papel de tirania, de controle e intrusão. Abria sua correspondência, boicotava e vigiava seus namoros, não respeitava os presentes que ganhava, exigindo que dividisse com os irmãos e com os primos. Fazia intrigas com o pai e não acreditava nas suas "crises". Malena colocava na mãe a culpa por todos os seus fracassos.

Descrevia o pai como carinhoso e protetor, mas ficava revoltada com a sua fraqueza, "papai era um comandado, sempre teve medo da mulher, se esforçou para me dar proteção, mas não conseguiu me defender da megera". Logo após o divórcio, morreu o pai de Malena. Apesar da depressão, Malena tinha visíveis melhoras no que era especificamente ligado à dimensão orgânica de seus problemas. Como as outras dificuldades permaneciam sem grandes avanços, ela concordou em retomar a análise com um psicanalista que indiquei, não queria mais fazer análise com uma mulher.

DISFONIA ESPÁSTICA: HISTÓRIA E DEFINIÇÃO

Durante quase um século, houve muita controvérsia sobre a Disfonia Espástica (diagnóstico de Malena). Alguns autores defendiam sua etiologia como totalmente psicológica, enquanto outros explicavam suas origens como desordens neurológicas. Atualmente, existe um consenso generalizado de considerar a Disfonia Espástica uma desordem supranuclear do movimento, afetando a função laríngea em primeiro lugar, mas não exclusivamente.

Não há certeza absoluta de que seja uma enfermidade psicossomática, ainda que um número expressivo de autores e de estudiosos defenda esta posição. Há uma concordância geral, entretanto, de que o stress é um fator importante, como desencadeante. Também em vários estudos e pesquisas foram observadas a depressão e a ansiedade secundárias a esta doença. Dentro deste contexto, os componentes psicogênicos não podem ser negligenciados.

Um retorno à clínica

Continuava o tratamento analítico com altos e baixos, cancelando sessões, com atrasos e tentativas de abandono. A terapia fonoaudiológica seguia bem. Nesta ocasião, um fato despertou minha atenção. Uma menina de sete anos, sobrinha de uma vizinha de Malena, foi abusada sexualmente por um "amigo" da tia, um militar reformado, morador do mesmo prédio. Malena ficou extremamente tocada com o acontecimento. Sua preocupação foi de tal ordem que cancelou uma viagem. Angustiada, fazia críticas à vizinha, porque não protegera a criança e ainda queria desculpar o "amigo".

Ora criticava os dois, às vezes defendia a vizinha, colocando sua raiva no militar, classificando-o como dissimulador, manipulador e perverso. Chamava a atenção o sentimento exacerbado de ódio que Malena dedicava ao vizinho, denegrindo-o constantemente. Recomendei que levasse esta temática para as sessões de análise. Esta situação despertou histórias da sua infância sobre aulas de equitação, passeios a cavalo, idas ao circo e ao cinema, onde aparecia sempre a figura de um ordenança (soldado que fica à disposição dos oficiais).

As lembranças eram fragmentadas, mas ela estava disposta a refazer estas histórias, indo atrás de relatos da época, com sua avó, tias e com a própria mãe. A análise foi fundamental para que Malena reconstruísse o quebra-cabeça destes episódios. Em determinado momento, ficou claro que tinha sido abusada também por um militar, por esta razão a identificação com o caso recente em seu prédio. Inicialmente ficou muito revoltada com os pais, que a tinham entregado para que fosse "cuidada" pelo abusador. Seguiu-se uma fase de culpa, porque tomou consciência que considerava aqueles episódios como fonte de prazer. Associou também as mãos imaginárias que pressionavam sua garganta e seus genitais.

Malena fazia questão de compartilhar as interpretações de seu analista e suas descobertas. O abandono pela mãe, desde seu nascimento, a negligência que fora vítima durante a infância, caracterizada pelo episódio do corte na mão com o vidro de esmalte, o descaso com as crises e os desmaios que nunca foram investigados seriamente por sua família. A dor inexplicável do ventre, que fora diagnosticado como apendicite, possivelmente estaria relacionada com as primeiras práticas de abuso, já que as datas eram coincidentes.

As interpretações fonoaudiológicas foram direcionadas para as alterações da voz. Comentei com Malena que o mutismo eletivo sofrido na infância, o perder a voz já na idade adulta, talvez tivessem sido as formas encontradas por ela para não denunciar o "segredo" familiar e, também, seu próprio segredo. A revelação não tinha sido permitida nem para ela mesma; os segredos tinham sido silenciados com sua afonia.

Comentei também que, do ponto de vista fonoaudiológico, ela tinha condições plenas de alta. O tratamento alcançara seus objetivos. A expressão vocal tinha se modificado, em termos de entonação e fluência. Os episódios espásticos eram cada vez menos freqüentes, conseguia adequar sua entonação pneumo-fono-articulatória e já não necessitava interromper o discurso, para buscar uma ressonância vocal superior. Recomendei, entretanto, que continuasse em terapia analítica, porque senti que Malena ainda não tinha conseguido entender claramente, que seus sintomas neuróticos foram resultados da tentativa em superar um conflito, que impede a satisfação da libido. Falta ainda desvendar "mistérios" em relação ao seu nascimento e à primeira infância, que continuavam atrapalhando os seus relacionamentos.

Concordo com a afirmação de Mezan (1993) de que, só através da psicanálise o sujeito pode livrar-se de algumas mutilações que sua história lhe impôs. Não ignoramos, porém, que cada vez mais se aprimora a tecnologia médica para lidar com as disfonias espásticas, inclusive com tratamentos cirúrgicos e medicamentos. Negar a relevância destes estudos e pesquisas seria, no mínimo, atitude pouco científica. Os estudos prosseguem, mas até agora, nenhum procedimento desta natureza atingiu plena eficácia. Faço minhas as palavras de Cunha (1997): *"se em alguns casos mutilações orgânicas são necessárias é um bom motivo para os fonoaudiólogos investirem no conhecimento das mutilações emocionais que as antecederam e provavelmente as sucederão."*

CONSIDERAÇÕES FINAIS

Analisando o caso de Malena, ocorre-me uma série de reflexões sobre os fatores que influenciaram a construção de seu psiquismo de forma negativa. Já antes do nascimento, a negação da mãe de ser atendida em um hospital, apesar da insistência do marido devido os riscos de um parto em casa. A demora no nascimento, com toda certeza, ocasionou sofrimento fetal. O número excessivo de horas para nascer, provavelmente, deram origem às sensações de sufocação e aperto descritas por Malena, quando se encontrava em ambientes fechados e esfumaçados, situações que levavam ao desfalecimento e só conseguia voltar ao normal, após o vômito (situações idênticas ao seu nascimento).

O fracasso do aparelho psíquico protetor aos estímulos se torna evidente em toda a vida da paciente, em virtude da incapacidade da mãe de Malena filtrar os estímulos externos e também qualificar os internos, o que se configura como ausência de empatia. A mãe não empática não consegue entender os desejos da criança, não consegue atender suas necessidades básicas. Parece também, neste caso, o fracasso da empatia cinestésica, referida por Spitz, como identificações corporais da mãe e do bebê, sentimento básico na constituição do psiquismo, a fim de que o bebê possa ser sentido pelo outro.

Também é pertinente fazer relações com a síndrome da mãe morta (Green, 1980). Malena sempre se queixou de que a mãe não lhe enxergava, só tinha olhos para o irmão. As queixas da paciente eram procedentes; na verdade, a mãe não percebeu quando ela machucou seriamente a mão, não foi capaz também de se dar conta dos abusos sexuais que a filha sofreu sistematicamente em um período prolongado de sua infância, foi negligente ainda em não tentar esclarecer a origem dos desmaios e das crises, como se fosse natural e inevitável que Malena passasse a infância e a adolescência e, mesmo a idade adulta, tendo desmaios e vômitos em determinados ambientes.

Há possibilidade, inclusive, de tecer relações, neste caso, de anorexia, falta de sono e rechaço tônico. Desde seu nascimento, ela apresentou problemas relacionados ao sono e à alimentação; alternava períodos de inapetência com repulsa à comida e, sempre que forçada a comer, reagia com vômitos. Demorava em conciliar o sono, e assim mesmo, só adormecia se estivesse no colo e sendo embalada, acordava muitas vezes durante a noite e sofria de pesadelos.

Quanto ao rechaço tônico, pode ser observado não só quando era obrigada a se alimentar, como também, mais tarde, no episódio de vaginismo apresentado por Malena logo após o casamento, e o pavor a injeções que a acompanhou durante a vida. Suas crises, desde a infância, estavam relacionadas com a glote. O primeiro sintoma era o de não poder respirar, "porque trancava a garganta", acompanhado de sensações de sufocação, de aperto. Em uma das complicações cirúrgicas sofridas por Malena, houve necessidade da passagem de uma sonda naso-gástrica, o que desencadeou uma crise, tendo a paciente arrancado a sonda, devido a sensação de morte iminente. Em resumo, o corpo de minha paciente não tolerava qualquer penetração.

Outro aspecto a ser destacado diz respeito à fragilidade do andaime identificatório. Malena tinha duas alternativas identificatórias: com a mãe arrogante, soberba e fria, mas forte e independente, ou com o pai humilde, submisso e terno, mas fraco e totalmente dependente dos desejos e caprichos da mulher. Malena permaneceu ambivalente entre estas duas identificações, e esta dualidade foi transferida para sua voz, que oscilava com freqüências, ressonâncias e timbres diferentes.

Com a análise do material clínico de Malena e o registro de minhas observações de seu comportamento, é possível concluir que tanto seu nascimento traumático, como as relações vinculares inadequadas ocasionaram alterações na formação do "eu" desta paciente, perturbações que produziram um desligamento entre **consciência e percepção**. Fica evidente também que a ausência de empatia da mãe de Malena resultou na impossibilidade dela conseguir diferenciar estímulos internos dos externos.

No início do tratamento, a paciente não tinha consciência do que se passava com seu corpo, não percebia a alteração da sua voz durante as sessões, bem como quando acelerava o discurso, e da agudização de sua voz. Minha cliente também fazia questão de ignorar as questões subjetivas, no plano sensorial, perceptivo e psíquico. Por esta razão, minha intervenção terapêutica foi corporal, quando usei recursos técnicos tradicionais nas metodologias fonoaudiológicas, mas também investi no diálogo. Esta modalidade de intervenção permitiu que Malena, articulando representações simbólicas corporais e aspectos subjetivos inconscientes, superasse os problemas que a fizeram buscar a terapia.

REFERÊNCIAS BIBLIOGRÁFICAS

Cunha, Maria Claudia. (1997). *Fonoaudiologia e psicanálise, a fronteira como território*. São Paulo, Plexus.

Danesi, Marlene Canarim. (1984 a 1987). *Prontuários, fichas e relatórios da paciente M.M.C.*

Green, André. (1990). *Conferência brasileira da metapsicologia dos limites*. Rio de Janeiro, Imago.

Moreira, Diego. (1994). *Psicopatologia y lenguaje em psicoanálises*. Buenos Aires, Homo Sapiens.

Neves, Nilda. (1994). *Del suceder psíquico*. Buenos Aires, Nueva Vision.

Roitman, Clara. (1993). *Los caminos detenidos*. Buenos Aires, Nueva Vision.

LINGUAGEM E DEFICIÊNCIA MENTAL: DE QUE FALTA SE TRATA?

Renata Mancopes

Os termos que dão título a esse trabalho não são ingênuos nem casuais; ao contrário, são o resultado de um percurso que os selecionou, para abrir uma problemática. A problemática da abordagem da fonoaudiologia na clínica da linguagem com crianças com deficiência mental. Comecei esse projeto de estudo partindo de um desejo: demonstrar que aquelas crianças que chegavam a mim com o rótulo de "não poderá" (falar, ler, escrever), subvertiam esse epitáfio.

Para tanto, é necessário interrogar sobre a inclusão destas crianças na cultura e que tipo de laços estabelecem em uma sociedade onde se define o homem como ser social, isto é, incluído nas relações de produção desta sociedade. É necessário interrogar também o quê de uma síndrome torna deficientes os laços sociais. Tratando-se de seres e de linguagem, não se deveria interrogar sobre a relação que o sujeito deficiente mental tem com sua palavra?

Efetivamente, a problemática referida pode ser abarcada a partir de diversas óticas e discursos. O "fenômeno" linguagem é lido não só pela fonoaudiologia, mas também pela lingüística, pela psicanálise, pela antropologia, pela filosofia ou pela sociologia.

O lugar de onde se pensa a problemática determina não só o tipo de conceituação do fenômeno, mas também a posição que assume quem pretende operar sobre ele. Desta forma, espero que a abordagem do presente estudo possa instalar um gesto de leitura acerca do que possa ser o falar para crianças com deficiência mental, e como o discurso que os circunda autoriza ou não seu dizer, a partir dos pressupostos da clínica da subjetividade.

A clínica da subjetividade corresponde àquela cujo atravessamento da psicanálise faz marca e aponta para uma prática clínica que concebe o sujeito constituído pela linguagem, dotado de inconsciente, efeito significante da linguagem do Outro. Nesta concepção, a clínica é um campo de interpretação dos modos e dos processos de produção dos sintomas da linguagem (Cordeiro, 2000, p. 46). A linguagem, sob este ponto de vista, excede o estatuto de objeto da comunicação, ou o lugar para ser reformado e consertado, no caso das patologias, como por exemplo, a deficiência mental. A linguagem é, pois, força fundante para a significação e para o nascimento do sujeito (Lier-De Vitto, 1994).

Quanto às crianças que nascem marcadas por uma síndrome ou transtorno patológico que determine a deficiência mental, parece existir uma demanda a elas dirigida que já vem cristalizada, e o discurso que as circunda parece limitar, enfim, suas possibilidades, desde o subjetivo, o social e, muitas vezes, o terapêutico. Qual é o efeito desta marca genética ou orgânica, que sela desde o começo, toda a possibilidade de que este ser seja sujeito de seu discurso? Qual é o peso desta marca significante que o nomeia "Down", lesionado, ou qualquer patologia desta série? Os pais perguntam: "como são estas crianças?" E o senso comum costuma designá-las como "carinhosas" e "afetuosas", como se a síndrome determinasse sua personalidade inteira. Tais características estendem-se a algumas descrições acadêmicas e está presente no discurso dos pais, o que parece designá-los como "filhos de Down"; é como se pertencessem a uma categoria terceira. Cremos que a capacidade de encontrar um lugar no mundo não é uma capacidade medida por um Q.I. (quociente de inteligência), mas uma capacidade discursiva. Talvez o que torne deficiente a construção de laços sociais é a deficiente crença na palavra desse sujeito. Por isso, torna-se necessário discutir a linguagem para além dos limites de um "instrumento" de comunicação, colocando-a como lócus privilegiado de reflexão, onde sujeito e sentido se constituem mutuamente.

A CLÍNICA DA LINGUAGEM NA DEFICIÊNCIA MENTAL

A clínica da subjetividade apresenta-se com um dos percursos possíveis de trabalho na fonoaudiologia. Cordeiro (2000) refere que este modelo de clínica é derivado do diálogo da fonoaudiologia com outras disciplinas e teorias que se distanciam do modelo positivista, entre elas, o interacionismo brasileiro, tal como proposto por Lemos e cols., a análise do discurso de linha francesa e a psicanálise. Freire (2000) afirma que, o que está em questão nesta clínica, não é uma criança como um vir-a-ser, mas justamente o contrário, um ser desde sempre lá, assujeitado e constituído pela linguagem em seu funcionamento.

De acordo com Ramos (1998, p. 17), nesta abordagem "*o fonoaudiólogo se deparou com a necessidade de repensar as concepções de sujeito e de linguagem que permeavam e determinavam suas ações clínicas, uma vez que os questionamentos advindos da prática eram cada vez mais freqüentes"*. A fonoaudiologia, então, foi buscar auxílio na psicanálise, para o entendimento do sujeito no processo terapêutico fonoaudiológico. O principal argumento usado em favor de um encontro entre a fonoaudiologia e a teoria psicanalítica foi a falta de uma noção de sujeito psíquico na área. Assim, a psicanálise vem à fonoaudiologia para explicar o sujeito que não é só corpo, nem só psíquico, é articulação de ambos (Baptista, 2000).

Tratando-se do trabalho realizado na clínica da subjetividade, o mesmo se configura a partir de relações dialógicas e de relações discursivas (Delazeri e Schillo, 2002). E nesta perspectiva:

> *o terapeuta não se faz presente para controlar o que diz ou não diz a criança; ou para adequar a fala dela a um modelo ideal de língua; ou então para 'colocar palavras na boca da criança'. O terapeuta se faz presente, para resignificar o seu dizer ou não-dizer* (Cordeiro, 2000, p. 50).

A especificidade da clínica da subjetividade se apresenta nas palavras de Freire e Cordeiro (1999), quando estas referem que a noção de estrutura incorporada por esta clínica permite a ultrapassagem do plano das descrições semiológicas e nosográficas da clínica da objetividade, situando a investigação para além das considerações qualitativas diferenciais.

Neste modelo de clínica, as relações estabelecidas entre terapeuta e paciente delineiam o andamento do processo terapêutico, já que o terapeuta, por estar fora da história da criança e por ser instrumentalizado por uma teoria de linguagem, poderá *"criar 'novas' interpretações virtualmente capazes de fazer circular o que estava paralisado"* (Arantes, 1994, p. 35).

Assim, especificamente no que tange ao trabalho com sujeitos portadores de deficiência mental, parece-me produtivo implicar, ainda, os argumentos apresentados por Groisman e Jerusalinsky (1989), quando abordam a problemática do tratamento de crianças com transtornos no desenvolvimento. Referem os autores que há três eixos essenciais que devem sustentar a prática clínica, aos quais devemos referir os objetivos terapêuticos e uma possível direção da cura, a saber: como essa criança é falada pelo discurso dos pais, discurso este que o significa como sujeito; qual o real limite imposto pela patologia, no nível orgânico, e se interessa a palavra ao sujeito dessa operação terapêutica.

Há importância em conhecer a história do sujeito no sentido de saber quem ele é ou, ainda, quem os pais esperavam que ele fosse. Sabemos que o nascimento de uma criança representa algo para alguém, e que esta criança já é falada muito antes de nascer. Assim, ao nascer uma criança diferente daquela esperada e falada por seus pais, essa pode passar a ser uma intrusa, uma estranha, com a qual não se sabe mais lidar. Sobre essa criança, não se sabe mais o nome, com quem se parece ou o que vai ser quando crescer. Será necessário fazer o luto do filho que não nasceu, para resignificá-lo e poder inseri-lo no seio familiar, para poder fazê-lo sujeito e dar-lhe lugar. Neste ponto, temos um eixo de trabalho importante na clínica fonoaudiológica. Muitas vezes, os casos chegam até o fonoaudiólogo ainda nessa fase de luto, quando se fala da criança, de tudo que ela não faz ou que não faz nada, inclusive não fala. Será tarefa do fonoaudiólogo colocar palavras na boca dessa criança? Falar pressupõe um falante, e é preciso que haja um sujeito anterior a uma fala para que essa se opere. Se não for assim, o que se verá repetir é o exercício articulatório, práxico, da repetição de palavras e não a efetividade de um discurso próprio pleno de sentidos.

Ao longo dos anos de prática clínica, observei muitas crianças com síndrome de Down[49] que chegavam ao consultório falando em terceira pessoa, utilizando do seu próprio nome para isso, ou que mantinham uma conduta de referir-se a si mesmo como "ele" ou "ela". Cabe observar que, em tais crianças, não havia comprometimentos psíquicos do nível das psicoses ou dos autismos, onde igualmente pode-se notar tais características. Contando com idades nas quais referir-se a si mesmo pelo próprio nome já não seria mais habitual, observava que essas crianças não só não se apropriavam das marcas do "eu", como também não se apropriavam do que diziam. Seus enunciados constituíam-se de repetições significativas da fala do outro, sem que manifestassem uma produção de sentido singular.

Para ilustrar esse aspecto, apresento recortes de um trabalho feito por mim, quando analisei o discurso dos pais:[50] em entrevista com a mãe de uma paciente quanto ao andamento do tratamento fonoaudiológico, surge o tema da "indisciplina" da menina e o quanto isso vinha, ao longo dos anos, limitando seu desenvolvimento na área escolar (na época, a paciente estava com dez anos e freqüentava a classe especial em escola regular), bem como, no tratamento fonoaudiológico. Em meio a sua fala, observava enunciados do tipo:

---

[49] A síndrome de Down é uma alteração do cromossomo 21 que traz em seu conjunto de características a deficiência mental, que pode se manifestar em diferentes estágios do desenvolvimento cognitivo.

[50] Mancopes,R. (1999). *Falar a Aventura de Suportar a falta*. Comunicação apresentada no Congresso da ABRALIN. Florianópolis.

Eu sei que ela é teimosa, mas **eles são assim, né**? Eu li que **esses** que têm esse pro... esse probleminha são assim. Por isso eu digo pro pai dela que não adianta bate nela que é assim mesmo.

Eles aprende até um pouco, ela sabe lava louça e me ajuda a guarda e sabe todos os lugar das coisa, quando qué faz; mas na hora que empaca, é mesmo que uma mula, **eles são** assim, quando **tão bem**, tão bem, muito carinhosa, mas quando tira pra teima...

Em um outro caso, a mãe de um menino de três anos e quatro meses, também em entrevista com a fonoaudióloga em virtude da passagem de tratamento de seu filho da estimulação precoce para o tratamento fonoaudiológico, relata:

Eu ouvi fala que **eles** falam com quatro anos. Foi assim pra aprende a caminha. Mas fala é diferente de caminha, né? Como é que faz pra fala se é dentro da cabeça? **Será que eles pensam?**

Diz que esses que são mongolóide... que se diz, né? É. São assim mesmo, tem uns que são calmo e outros nervoso. No colégio lá perto de casa tem uns grande que parece uns bicho.

A análise dos enunciados acima aponta para algo mais quanto ao lugar designado a esses sujeitos. O modo como marcas da terceira pessoa e do plural se presentificam no discurso dos pais ao falarem de seus filhos impõe um apagamento do filho em si, de seu nome e de sua singularidade. O uso da terceira pessoa, nesses casos, aponta para uma "entidade" que se sobrepõe ao filho e remete para a síndrome de Down. Desta forma, a própria posição do filho passa a ser não a de alguém que tem uma síndrome, mas passa a ser a própria síndrome. Surgem os filhos de Down.

O trabalho na clínica da linguagem, necessariamente, terá que se ocupar disso. Criar um espaço lingüístico discursivo, onde seja possível circular sentidos e resignificar posições para que dali possa emergir um sujeito com seu nome e sobrenome, também com suas limitações, mas com suas próprias palavras, e não aquelas do jargão de uma doença. O espaço terapêutico será o cenário, onde o sujeito poderá se reconhecer ou não naquilo que é falado sobre ele, assumindo determinadas posições ou resistindo a elas. Assumindo ou resistindo a essa ou aquela posição, o processo é o da subjetivação, que é o que importa em primeira instância.

A propósito da doença, também é necessário estabelecer qual seu lugar e o que de real, ela impõe ao sujeito. Há questões patognomônicas de certos quadros orgânicos que vão inscrever limites no nível do corpo, com os quais os sujeitos terão que lidar. Conhecer o terreno no qual está se trabalhando é fundamental para não incorrer em uma sobredemanda ou subestimar as potencialidades de cada paciente. Coriat e Jerusalnsky (1996) colocam a estrutura cognitiva como um dos aspectos estruturais do desenvolvimento associado ao aspecto psíquico e orgânico e, portanto, a deficiência mental vai falar de um funcionamento específico neste nível que pode limitar a estruturação cognitiva do sujeito.

Yañez e Molina (s/d) colocam que o funcionamento cognitivo na deficiência mental vai ser caracterizado por dois acontecimentos que podem aparecer em diferentes momentos no desenvolvimento do sujeito: a viscosidade e a oclusão do pensamento. A viscosidade do pensamento relaciona a dificuldade específica característica da deficiência mental na passagem de um estágio cognitivo a outro. Explicam as autoras que, diante de conflitos cognitivos, o sujeito tende a responder com os mesmos esquemas de ação do estágio cognitivo em que se encontra, sendo muito difícil para ele, passar a um novo esquema de ação, como por exemplo, sair de um esquema final do período sensório-motor para um esquema inicial do período pré-operatório. Então, diante de uma situação de conflito, muitas vezes, o sujeito com deficiência mental, mesmo já tendo respondido com um esquema ligeiramente mais elaborado, tende a voltar ao esquema anterior com o qual já está acomodado; assim, a repetição desse funcionamento pode ser traduzida por certa lentidão na passagem de um estágio cognitivo a outro.

Quanto à oclusão, Yañez e Molina (s/d) colocam que, ao longo do desenvolvimento, os sujeitos portadores de deficiência mental parecem alcançar uma espécie de limite cognitivo quando, então, a evolução vertical de estágio a estágio fecha-se. Entretanto, destaca-se que tal fechamento não tem um momento estabelecido *a priori*. A oclusão do pensamento pode se manifestar em diferentes períodos, tanto que observamos os mais diferentes funcionamentos de estágios cognitivos em diversos casos. Há sujeitos que não ultrapassam a possibilidade de alfabetização e há outros que chegam a cursar o nível superior de ensino.

Conhecer as características do funcionamento cognitivo na deficiência mental é essencial para a clínica. É importante reconhecer os momentos pelos quais o sujeito passa diante das situações propostas, para que o terapeuta seja o interlocutor privilegiado que pode, instrumentalizado por uma teoria, ser o mediador e o facilitador da passagem de momento a momento. Além disso, se a oclusão de pensamento é uma realidade na deficiência mental, isso não quer dizer que ali haja fechamento de oportunidades para o sujeito. Se o terapeuta identifica esse momento onde, verticalmente, não há como demandar mais do sujeito, é preciso que as demandas, num nível horizontal, sejam potencializadas. Certamente, haverá uma infinidade de possibilidades que permearão o trabalho e instrumentalizarão o sujeito para a sua vida, e a linguagem estará sustentando todas essas possibilidades.

Finalmente, na trilha proposta por Jerusalinsky (1989) caberá, diante do acima exposto, indagar sobre a relação que o sujeito tem com a palavra e em que medida ela interessa a ele. Aqui, o desejo joga seu papel protagônico. Desse modo, acredito que duas questões se colocam para o terapeuta da linguagem: *"O que esse sujeito pede?"* e *"O que ele quer?"*. A primeira dessas questões tem relação com a demanda, e a segunda, com o desejo. Nesses termos, superada a falsa idéia de que a linguagem seja mero sistema de comunicação, a operação terapêutica poderá trabalhar com a linguagem como constitutiva da possibilidade de articulação do sujeito em relação ao Outro, no campo da demanda e no campo do desejo.

Para alcançar o sujeito em seu desejo, destaco pontos norteadores da prática na clínica da linguagem, sem os quais, os primeiros passos no caminho de um discurso próprio para o sujeito fica inviabilizado. É preciso trabalhar com os pais no sentido de desarticular os fatores que, a partir da ordem simbólica, obliteram o processo de aquisição da linguagem. Groissman e Jerusalinsky (1989) afirmam a necessidade de escutar os pais, pois eles têm muito a dizer. Destacam que se faz necessário aprender a descobrir a complexidade do subjetivo, fugindo da aparente solidez dos modelos rígidos de terapia. Assim, a partir da escuta do discurso parental e do lançar-se ao trabalho com a singularidade será possível a emergência de um ser desejante e pensante, que é a única garantia de uma real integração na sociedade.

Além disso, com a criança é necessário trabalhar a partir do que ela mesma traz para a terapia, já que somente ela poderá apontar o lugar pelo qual o terapeuta poderá entrar em sua história. Na clínica da linguagem, busca-se a expressão de um sujeito, pode-se privilegiar o verbal e, para tanto, todas as intenções comunicativas da criança, verbais ou gestuais, são guardadas e significadas, pois trata-se de inclui-las numa estrutura dialógica. Nesse campo de diálogo é que poderão ser introduzidas diferentes técnicas correspondentes a necessidade de cada caso.

A técnica só é efetiva se estiver por trás dos olhos do terapeuta e a serviço de um sujeito que, antes de tudo, está sob a escuta desse mesmo terapeuta. A técnica precisa deslizar entre os diferentes momentos de escuta e, então, entrará no momento adequado para oferecer a ocasião do bom e do bem dizer (Groissman e Jerusalinsky, 1989). No *setting* terapêutico se oferece a linguagem, mas o movimento de apropriação da mesma deverá ser feito pelo sujeito. Acredito que essa possibilidade de trabalho só é possível quando articulada a partir da transferência.

No campo da transferência, o terapeuta movimenta-se entre duas posições em relação ao saber. Por um lado, ele é colocado no lugar de saber, motivo pelo qual, é consultado; porém, de outro lado, ele não sabe, não sabe sobre esse sujeito singular que ali chega. Saber efetivo e saber suposto, lugares de trânsito que permitirão ao terapeuta deslizar entre aquilo que é da ordem do indicativo e aquilo que é da ordem do significante. Explico-me: o fonoaudiólogo, efetivamente, sabe indicar o modo pelo qual este ou aquele som funciona, ou o exercício necessário para que esse som venha a ser produzido; entretanto, a instância de inscrição de um novo padrão de fala, para um sujeito, pode não lhe sair, porque não se articula com algo que o terapeuta ignora.

É nesse campo, o do sujeito, que o terapeuta não sabe e precisa se interrogar a respeito da demanda e do desejo. Somente a partir da escuta é que o fonoaudiólogo poderá dar lugar a especificidade de sua função.

A clínica da linguagem, sob este ponto de vista, pode favorecer a apropriação da linguagem pela criança, num discurso singular por meio de um Outro (encarnado no terapeuta) que provoca que este sujeito se manifeste ali. Concordo com Groissman e Jerusalinsky (1989), quando colocam que é apenas dessa forma que a instância terapêutica constitui-se como lugar de registro sobre o qual pode se instalar o desejo do descobrimento próprio.

Afinal de que falta se trata, então?

Propus, neste ensaio, refletir sobre a questão da linguagem na deficiência mental. Penso que, se há algo que falta ao sujeito em termos de funcionamento cognitivo, há também uma outra instância de falta, aquela da ordem simbólica, sem a qual não se vislumbra um sujeito. Se por um lado, o desenvolvimento depende de um processo maturativo, a constituição de um sujeito não depende dele. O processo maturativo, aqui notadamente o cognitivo, pode fazer limite para esse sujeito, porém não o determina sozinho.

Para que um sujeito se constitua além das pautas maturativas relativas ao desenvolvimento do corpo há um processo de simbolização e estruturação psíquica que o excede. É certo que acidentes do desenvolvimento colocam obstáculos a estruturação psíquica, produzem efeitos traumáticos e podem colocá-la em questão. Mas, na clínica com crianças com transtornos do desenvolvimento, encontrei-me com crianças que, apesar de sua paralisia cerebral e de sua impossibilidade de certos movimentos manuais, ou com crianças deficientes mentais, que não alcançariam formação escolar ao nível do ensino médio, não eram menos sujeitos de desejo que outras crianças que gozam de todas as habilidades corporais.

No dizer de Mannoni (1991), *"...para condenar uma criança nunca é tarde demais."* Frente aos riscos que se impõe no campo clínico no trabalho com a deficiência mental, ou no risco da psicotização da criança por submetê-la a um discurso médico e técnico, ressalto o necessário estabelecimento do real, para então, transcendê-lo por meio do desdobramento da escuta e da demanda. Ao reeducar apressadamente o sintoma, destaca a mesma autora, deixa-se escapar uma possibilidade essencial de expressão, além de tornar o terapeuta cúmplice de uma mentira no nível dos pais. Mentira esta que o sujeito respeitaria, por assim dizer, porque ficaria preso nesse universo fechado.

A fonoaudiologia pode operar uma clínica da linguagem que privilegie o sujeito e não se renda a sedução de um saber que sela o destino de um sujeito. Na antiguidade, as crianças deficientes eram condenadas a morte; na contemporaneidade, parece-me ocorrer o mesmo quando, igualmente, são lançadas ao vazio de significantes da ciência. Nesse sentido, que a falta não seja nossa.

Apesar da deficiência mental, precisamos encontrar o sujeito presente no discurso e não fora dele. Como fonoaudiólogos, podemos ser interlocutores privilegiados, instrumentalizados por uma teoria de linguagem e de clínica que permita que o sujeito se torne ativo e presente no que diz. Talvez, esse seja o norte da bússola na direção do que poderíamos chamar de "a direção da cura" nesses casos. Estar presente no que diz, permite ao sujeito encontrar-se com o reconhecimento dos outros, apesar dos fracassos em realizar os ideais imaginários supostos a ele. Falar é sempre uma aventura em que é necessário suportar a falta.

REFERÊNCIAS BIBLIOGRÁFICAS

Arantes, L. (1994). O Fonoaudiólogo, este aprendiz de feiticeiro. In: De Vitto, M.F.L. *Fonoaudiologia no sentido da linguagem.* São Paulo, Cortez, 23-37.

Baptista, T.R. (2000). *Concepções teóricas e práticas clínicas fonoaudiológicas: o discurso do fonoaudiólogo.* São Paulo, Pancast.

Cordeiro, D.T. (2000). Da inclusão dos pais no atendimento fonoaudiológico de crianças com sintomas de linguagem: o que diz a literatura. *Dissertação de Mestrado em Fonoaudiologia.* São Paulo, Pontifícia Universidade Católica de São Paulo.

Coriat, L.F. & Jerusalinsky, A.N. (1996). Aspectos estruturais e instrumentais do desenvolvimento. In: *Escritos da Criança,* v. 4, 6-12, ago/1996.

Delazeri, F. & Schillo, R. (2002). Da concepção de clínica que sustenta a intervenção fonoaudiológica com pais de crianças com sintomas de linguagem atendidas na clínica de Fonoaudiologia da Univali. *Trabalho de Conclusão do Curso.* Itajaí/SC, Universidade do Vale do Itajaí.

De Vitto, M.F.L. (1994). Aquisição de linguagem, distúrbios de linguagem e psiquismo: um estudo de caso. In: De Vitto, M.F.L. *Fonoaudiologia no sentido da linguagem.* São Paulo, Cortez, 137-144.

Freire, R.M. (2000). O diagnóstico nas alterações da linguagem infantil. *Distúrbios da Comunicação.* São Paulo, v. 12, 1, 107-116, dez./2000.

Freire, R.M. & Cordeiro, D.T. (1999). Patologia da Linguagem:uma nosologia. *Comunicação* apresentada no Congresso da ABRALIN. Florianópolis, 190-191.

Groisman, M.L & Jerusalinsky, A.N. (1989). Terapêutica da Linguagem: entre a voz e o significante. In: Jerusalinsky, A.N. *Psicanálise e Desenvolvimento Infantil*. (1ª. ed.). Porto Alegre, Artes Médicas, 136-149.

Jerusalinsky, A.N. (1989). *Psicanálise e Desenvolvimento Infantil*. (1ª. ed.). Porto Alegre, Artes Médicas.

Mancopes, R. (1999). Falar a aventura de suportar a falta. *Comunicação* apresentada no Congresso da ABRALIN. Florianópolis, 191-192.

Mannoni, M. (1991). *A criança retardada e a mãe*. (3ª. ed.). São Paulo, Martins Fontes.

Ramos, P. de O. (1998). Os sentidos da entrevista inicial na clínica fonoaudiológica. *Dissertação de Mestrado em Distúrbios da Comunicação*. São Paulo, Pontifícia Universidade Católica de São Paulo.

Yañez, Z. & Molina, S.E. (s/d). *Curso Diagnóstico e Tratamento dos Transtornos do Desenvolvimento*. Porto Alegre, Centro Lydia Coriat Porto Alegre.

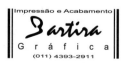